JN261179

臨床検査学
実習書シリーズ

遺伝子検査学
実習書

監修 一般社団法人
日本臨床検査学教育協議会

編　岩谷良則

医歯薬出版株式会社

『臨床検査学実習書シリーズ』の発行にあたって

　臨床検査技師教育は昭和46年（1971年）にその制度が制定されて以来，本年で37年目を迎えた．また衛生検査技師教育を含めると約半世紀がたとうとしている．その間に臨床検査学の教育内容も充実し，確立したものとなった．今から約8年前の平成12年（2000年）に臨床検査技師学校養成所指定規則の改正が行われ，カリキュラムが大綱化された．それは科学技術の発展に即応した先端技術教育の実践や，医療人として豊かな人間性と高い倫理性をもつ人材の育成，そして総合的なものの考え方や広い視野の下で，医療ばかりではなく，予防医学・健康科学・食品衛生・環境検査などにも対応できる教育の充実を目標として改正されたものだった．時代の変遷とともに求められる臨床検査技師というものが変化し，技術主体から問題解決能力をもつ臨床検査技師の育成が求められるようになった．しかし，いくら自動化や機械化が進んだとしても臨床検査技師の養成に技術教育をお座なりにしてよいものではない．卒前教育において十分な基礎技術を身につけ，現場においてどんな場面においても的確に対応できる人材が必要となる．

　日本臨床検査学教育協議会は平成18年（2006年）の法人化に伴い事業の一環として実習書の発行を企画した．その目的は，現在，標準となる臨床検査学の実習書がないこと，そして実習内容は各養成施設独自に定められており卒前教育として必要な技術が明確になっていないことなどがあげられる．それに加え，学内実習の標準化がなされれば臨地実習の内容統一にもつながってくることが期待される．このようなことからも実習書の作成は急務なものであった．医歯薬出版株式会社の協力の下，この『臨床検査学実習書シリーズ』が発行されることは，今後の臨床検査技師教育の発展に大きな足跡を残すことになると編者一同自負している．

　編者は日本臨床検査学教育協議会の理事を担当されている先生に，そして執筆者は現在，教育に携わっている先生方を中心にお願いした．いずれも各専門科目において活躍し，成果を上げられている方がたである．

　利用するであろう臨床検査技師養成施設の学生は，本書を十分に活用して，臨床検査技師として必要な技術を身につけていただき，将来社会で大いに活躍することを願うものである．

2008年8月

有限責任中間法人（現・一般社団法人）日本臨床検査学教育協議会・理事長

三村　邦裕

序文

　1953年のワトソンとクリックによるDNAの二重らせん構造の発見により，遺伝がDNAの複製によって起こることや，遺伝情報がDNAの塩基配列によって規定されていることが明らかになった．そしてDNAを対象とする分子生物学とその解析技術の進歩により，2003年にはヒトゲノムの30億個の全塩基配列が解読された．さらに国際HapMapプロジェクトにより，3人種の個人間の遺伝的多様性を規定する数百万カ所の1塩基多型があっという間に解明され，この情報に基づく全ゲノム関連解析が進行中で，数年以内に主な疾患の遺伝的素因が解明されようとしている．さらにゲノム解析技術の進歩は著しく，数年以内には個人のゲノムの全塩基配列がたった1,000ドルで30分以内に解析できると予測されている．近い将来，出生時に個人の全ゲノムが解読され，究極の個人情報として医療に利用される時代が到来するかもしれない．

　このような流れのなかで，ヒトや微生物の遺伝子を解析して診断・治療・予防に役立てようとする遺伝子検査の研究・開発が急速に進み，広く普及しはじめている．しかし，現時点では，これらの遺伝子検査の多くは，さまざまな検査機関で，独自の手法を用いて行われており，標準化が非常に遅れている．したがって，遺伝子検査に携わる技術者の責任は重く，基本的な技術を確実に修得するとともに，精度管理手法をしっかり学び，さらには遺伝子検査の意義と倫理的問題を深く理解したうえで，情報管理を確実に行えるようにする必要がある．さらに近い将来，遺伝子検査も他の臨床検査領域と同様に標準化が行われ，測定法のキット化や自動化が進むと予想される．そのような場合においても，現行の基本的な検査技術の修得は，測定法上の問題点を明らかにし，トラブルを解決するうえで重要である．

　現在，遺伝子検査は，歴史的経緯から，さまざまな人がさまざまな場所で実施，担当してきているが，検査の特性を考えると，ヒトや疾患を対象に行う場合には，他の臨床検査項目以上に，医療職の資格を有する者が実施すべき検査であると考えられる．その意味でも，すべての臨床検査技師が遺伝子検査学を学び，技術を修得することは大切である．本書を十分活用して，遺伝子検査に必要な技術をしっかり身につけていただきたい．

2010年6月

著者を代表して　岩谷　良則

臨床検査学実習書シリーズ 遺伝子検査学実習書

目次

『臨床検査学実習書シリーズ』の発行にあたって　iii
序文　v

I　遺伝子検査学実習の到達目標　1
1　到達目標　2

II　遺伝子検査と情報管理　5
1　遺伝子解析に伴う情報管理と倫理的問題　6

III　使用する機器・器具・試薬　13
1　遺伝子検査に使われる機器　14
2　遺伝子検査に使われる器具　17
3　遺伝子検査に使われる主な試薬　18

IV　遺伝子検査に必要な基礎知識　21
1　検体の取り扱い　22
　1　核酸　22
　2　染色体　25
2　検体の保存　28
　1　核酸　28
　2　染色体　29

V　遺伝子検査標準化の指針と精度管理　31
1　遺伝子検査標準化の指針　32
2　遺伝子検査の精度管理　41
3　検査の注意事項とトラブルシューティング　44

VI　遺伝子検査の基礎技術　49
1　臨床検査における遺伝子検査の役割　50
2　核酸の抽出法，定量法　53
　1　ゲノムDNAの抽出および定量　53
　2　RNAの抽出および定量　56
3　逆転写　58
　1　cDNAの合成　58

4　核酸の増幅法 60
1　PCR法によるDNAの増幅　60
5　核酸の検出法 65

VII　遺伝子検査の応用 69
1　PCR増幅産物の精製法 70
1　沈殿法　71
2　吸着法　73
3　限外濾過法　74
2　制限酵素処理法 77
3　核酸の塩基配列の変化（遺伝子変異・多型）を検出する方法 79
1　ARMS法による*ALDH2*遺伝子多型の解析　82
2　PCR-RFLP法による*ALDH2*遺伝子多型の解析　88
3　PCR-SSCP法による*ALDH2*遺伝子多型の解析　92
4　PCRによる核酸定量 98
1　PCRのタイムコースによる核酸量の相対的評価　100
2　競合PCR法　101
3　リアルタイムPCR法によるグリセルアルデヒド-3-リン酸デヒドロゲナーゼmRNAの定量　103

VIII　遺伝子検査の発展 113
1　プラスミドDNAの調製 114
1　DNAの精製——ボイル法　114
2　DNAの精製——アルカリ-SDS法　116
3　RNAの除去——RNase A処理法　118
4　RNAの除去——ポリエチレングリコール（PEG）沈殿法　119
2　クローニング 120
1　プラスミドDNAの制限酵素処理　121
2　プラスミドDNAのアルカリホスファターゼ処理　122
3　挿入DNAの制限酵素処理　122
4　ライゲーション　123
5　PCR産物のクローニング（ライゲーション反応とトランスフォーメーションあるいは形質転換）　123
3　サザンブロットハイブリダイゼーション 128
4　ノーザンブロットハイブリダイゼーション 135
5　シークエンス法 138

IX　染色体検査 145
1　染色体検査 146
1　細胞培養法　146

2　標本作製　147
　　　3　分染法　150
　　　4　核型分析　152
　　　5　FISH法　155

X　遺伝子関連情報の収集とデータ整理　159

1　インターネットを用いた情報収集　160
　1　文献データベース　160
　2　遺伝子関連情報データベース　169

2　実験データの解析ツール　173

XI　学内実習モデル　177

1　モデルA（標準モデル）　178
2　モデルB（アドバンスモデル）　180

I

遺伝子検査学実習の到達目標

I 遺伝子検査学実習の到達目標

1 到達目標

■ 目標1
＜臨床検査技師をめざすすべての学生が到達すべき目標＞

遺伝子を扱う検査として，微生物由来のDNAやRNAを特異的に検出することにより，微生物の存在を証明する検査がすでに行われている．また，癌特異的な遺伝子の発現を検出することによって，癌細胞の存在を診断する検査も重要な遺伝子検査である．すなわち，遺伝子検査の基本として，特定の核酸の存在を証明する知識と手技は，臨床検査技師であれば確実に取得しておかなければならない．

したがって，以下の内容は，すべての臨床検査技師養成施設において到達目標に設定すべき内容である．

- 遺伝子解析に必要とされる機器・器具・試薬に関する知識
- 遺伝子検査に伴う倫理的課題についての理解
- 遺伝子検査に用いるサンプルの収集・処理・保管など，取り扱い上の注意
- 核酸（DNAおよびRNA）の抽出法と，取り扱い上の注意
- PCR法の原理と実施法
- RT-PCR法の原理と実施法
- 電気泳動法（アガロースゲルおよびポリアクリルアミド電気泳動法）の原理と実施法
- 染色体検査法

■ 目標2
＜ゲノム医療に対応できるレベルの臨床検査技師をめざす学生が到達すべき目標＞

疾患の診断や治療段階において，ゲノムを解析する機会が今後とも確実に増加すると考えられる．これは，単に特定の核酸の存在を証明するにとどまらず，特定の核酸の配列を解析したり，特定の核酸を定量したりできることが重要となる．「目標1」の内容に加えて，各施設において設備が整っていれば，以下の内容についても理解し実施できることも到達目標とすべきと考えられる．年々発展しつつある遺伝子検査に対応できるよう，なるべく多くの臨床検査技師養成施設が到達すべき目標である．

- ゲノムを用いる場合の倫理的課題や情報取り扱いについての理解
- PCR産物の精製法

・遺伝子多型解析法（特に PCR-RFLP 法や ARMS 法）の原理と実施法
・定量 PCR 法（リアルタイム PCR 法）
・ダイレクトシークエンス法
・サザンブロッティング法

■ 目標 3
＜遺伝子検査の開発や改良ができる臨床検査技師をめざす学生が到達すべき目標＞

「目標 1」「目標 2」に示した到達目標は，すでに最適化されたプロトコルや試薬を用いて，正確な検査を行うことができるというレベルであるが，さらに新しい遺伝子検査法を開発したり，既存の方法を改良したりすることができる臨床検査技師となるためには，以下の内容についてさらに理解し，実施できることが必須である．余裕があれば，ぜひ履修したい．

・遺伝子関連データベースの利用法
　　（目的とする遺伝子情報や関連文献の検索法）
・プライマーの設計法
・PCR 反応の条件設定法
・制限酵素の選択法
　　（PCR-RFLP 法の設計）
・シークエンス反応の条件設定法
・クローニングなどによる未知の遺伝子の同定法

（渡邉幹夫・岩谷良則）

II

遺伝子検査と情報管理

1 遺伝子解析に伴う情報管理と倫理的問題

Ⅱ 遺伝子検査と情報管理

医療に関する倫理の原点にあるのが，"医療倫理の四原則"である．医療に関する倫理は，医療側からの観点と，医療を受ける側からの観点から議論されることが多い．すなわち，"医の倫理（medical ethics）"は診断・治療を行う立場から論じられ，患者権利の保護・拡大，インフォームドコンセント（informed consent），臓器移植や胚性幹細胞技術に関連する倫理問題については"生命倫理（bioethics）"として論じられる．これらを包括したものとして"医療倫理"という概念が用いられる．以下に"医療倫理の四原則"を示す．遺伝子検査にかかわる倫理や情報管理もこれらの原則に沿っている．

医療倫理の四原則
(1)善行・仁恵原則（beneficence）
(2)無危害原則（non-maleficence）
(3)自立尊重原則（respect for autonomy）
(4)公平・正義原則（justice）

■ 遺伝子検査の定義

遺伝子検査はますますその対象を拡大しつつあり，臨床検査のなかでも重要性を増している．遺伝子検査は，体細胞の遺伝子変異や感染性病原体の検出，生殖細胞系列（germline）の遺伝子変異の検出を目的として実施される．前者では外来性遺伝子や癌発症にかかわる遺伝子異常が解析される．一方，生殖細胞系列の検査は"遺伝学的検査（genetic testing）"ともいわれ，ヒト遺伝情報を含む染色体，DNA，RNA，蛋白質，代謝産物などを対象としている．遺伝学的検査では，単一遺伝子疾患や多因子遺伝病にかかわらず，①疾患の診断確定，②発症前診断，③出生前診断・着床前診断，④保因者診断，の目的で検査が実行される．

医療倫理に基づくガイドラインや倫理規定の多くは後者の遺伝学的検査を対象としており，癌や感染性病原体など次世代に受け継がれない遺伝子変異の検査，臓器移植や親子鑑定に関する検査は対象としていない．米国遺伝子検査特別委員会は，遺伝子検査の定義として「臨床的な目的で遺伝子疾患に関与する遺伝子型や点突然変異，表現型あるいは染色体型を特定するために，ヒトDNA，RNA，染色体，蛋白質，代謝産物を分析すること」を掲げている．

*

遺伝子検査は本人のみならず血縁者の情報を含み，臨床的な目的で実施されたとしても本人や家族に不利益な情報をもたらす場合もあり，臨床的，遺伝医学的に有用と考えられる場合に限って総合的臨床遺伝医療のなかで実施されるべきものである．具体的には，遺伝子検査により得られた結果が被検者にとって利益となる場合も不利益となる場合もあり，正確な遺伝情報の説明のみならず遺伝カウンセリングなどの体制の整備が必要である．また善行・仁恵原則に従い，被検者の利益とならない意味のない遺伝学的検査は避けなければならない．検査の妥当性，有用性が十分であることを確認することも重要である．一方，検査を実施する臨床検査側は，最新の遺伝医学情報に基づき診断精度の向上を図ることが求められる．また，遺伝学的検査は微量の試料や容易に入手できる試料により実施可能であるが，採血などの医療行為なしに簡単に実施できる遺伝子検査でも，総合的臨床医療を整備した医療機関において実施すべきである．

*

正常の染色体やゲノム・遺伝子とは異なり特定の染色体構成・遺伝子型などをもつことにより，健康に生活していても差別を受ける場合がある．遺伝子変異により疾患を発症している場合は障害者差別であるが，遺伝学的異常をもつのみの健常人では遺伝的差別を受けることがある．遺伝学的検査を実施する者は，被検者，その血縁者・家族の人権を尊重し，不当な差別を受けることがないようにしなければならない．必要に応じて，心理的，社会的支援を含めて適切な医療を受けることができるよう努める必要がある．

遺伝子検査学の実習においては，技術的な機能の習得と平行して，これら遺伝子検査の意義や問題点，医療現場で重視される医療倫理の理解，実習で対象とする検体とその提供者に対する倫理的配慮などに関して十分に理解し学ぶことが重要である．

■ インフォームドコンセント

遺伝子検査の実施においては，あらかじめ検査を受ける本人に，目的，方法，期待される利益，精神的なダメージを含めた予想される不利益，遺伝子検査の限界，不確実性，個人情報の保護などにつき，口頭および文書で十分に説明する必要がある．その後，検査を受ける本人の自由意思により書面でインフォームドコンセントを得ることが強く求められる．本人や家族に強制したり脅迫したりしてはいけない．検査を受けようとする本人の自律性が最も尊重されなければならない．

*

インフォームドコンセントの取得にあたって重視される事項を以下に説明する．

(1) 検査の目的，検査の方法，予想される結果や内容，精度などをわかりやすく口頭で説明し，文書による同意書を作成する．説明では，想定される利益や不利益，診断限界，検査実施における危険性も含まれ，被検者にわかりやすく確実に伝える必要がある．

(2) 遺伝子検査は，被検者の自由意思により決定されなければならない．そのため

には，検査を受けない選択肢もあること，途中で検査を中止してもよいこと，検査結果が得られてもその情報開示を拒否し結果を知らないでいることもできること，それにより不利益を被ることはないことを説明しないといけない．一方，遺伝学的情報が得られない場合の不利益についても十分説明する必要がある．いずれにせよ，医療者は被検者の自由意思による決定を尊重し，その決定に応じて最もよい医療が受けられるように努力する必要がある．

(3) 被検者が未成年などで自由意思により決定できない場合は，代諾者による同意を得なければならない．代諾者は，親権者，後見人，成年後見人により行われるものであり，被検者の利益を最大限に保護するよう努めなければならない．

(4) 基礎的事項の説明においては，遺伝学的情報は血縁者間で共有されていること，被検者個人の情報が血縁者に有用である場合は積極的に血縁者へ開示するべきであることを説明する．

■ 遺伝子検査に関する倫理的課題

当然ながら，遺伝子検査で得られる情報は，その時点での診断のみならず，将来にわたっての病態予測や，家族やその子孫にも共有されており，その情報管理には十分な注意が必要である．したがって，得られた遺伝情報は本人の承諾なしに第三者に開示してはならない．その管理・保護については「医療・介護関係事業者における個人情報の適切な取扱い」（厚生労働省，2004年），および「ヒトゲノム・遺伝子解析研究に関する倫理指針」（文部科学省・厚生労働省・経済産業省，2004年改正）により規定されている．

遺伝子検査には高い遺伝倫理が求められ，その基本は，自律，善行，危害防止，正義である．「遺伝学的検査に関するガイドライン」（日本遺伝医学関連10学会，2003年）は具体的な項目をあげて遺伝倫理の遵守・実行を目指している．その骨子は，自由意思に基づいた自己決定による検査の実施，インフォームドコンセントの取得，遺伝カウンセリング体制の整備，検査の妥当性・有用性の検討，検査後の医療・支援体制の確立，秘密保持，遺伝差別の排除，である．

遺伝学的検査の実施には，検査の特殊性，結果の適正な解釈およびその説明が必要であり，十分な知識を備えた専門家（臨床遺伝専門医など）や，検査を受けた相談者に近い立場から関与し，心理的な対応も可能なスタッフ（認定遺伝カウンセラーなど）のチーム医療体制の整備が必要である．正確な解析の実施，個人情報の秘密保持において臨床検査技師の果たす役割は重要であり，専門的知識と技術を備えた臨床検査技師が求められる．

■ 医療倫理に関するガイドライン
<医学研究の基本的倫理規定>

1947年に発表された「ニュールンベルグ綱領」は10カ条の宣言からなり，人間を対象とした医学実験の許されうる境界を示した．1948年には，医師の立場からの医学倫理に関する「ジュネーブ宣言」が世界医師会総会で採択された．「ヘルシンキにおける世界医学会宣言－人間を対象とする医学生物研究における医師への勧

告」は，1964年に発表された医の倫理の基本宣言であり，緒言，基本原則，医療の一部としての医学研究（臨床研究），人間を対象とする非治療的生物医学研究（非臨床生物医学研究）について述べられている．

*

最近では以下のような医療倫理に関する宣言，ガイドラインが提案されてきている．
- 「疫学研究に関する国際倫理ガイドライン」（1991年）
- 「人間を対象とする生物科学研究の国際倫理ガイドライン」（1996年）
- 「ヨーロッパにおける患者の権利宣言」（1994年）
- 「患者の権利章典」（1973年）……アメリカ病院協会：1992年改訂
- 「アメリカ医学会−医の倫理の原則」（1980年）
- 「説明と同意についての報告」（1990年）……日本医師会生命倫理懇談会
- 「NIH Guidelines on the Inclusion of Women and Minorities as Subjects in Clinical Research」（1994年）

遺伝子診断，遺伝子治療に関する主な国際ガイドラインとしては，以下のようなものがあげられる．
- 「ハンチントン病の分子遺伝学的な発症前診断におけるガイドライン」（1994年）
……国際ハンチントン協会と世界神経学会ハンチントン研究グループ
- WHOガイドライン
「WHO Report of a WHO Scientific Group：Control of Hereditary Diseases」WHO Technical Report Series 865, Geneva（1996年）
「遺伝医学における一般的なガイドライン」（1995年）
「出生前診断に関する倫理的ガイドライン」（1995年）
「出生前診断の前に行われるカウンセリング」（1995年）
- 「癌の易罹患性遺伝子診断に関する声明文」（1997年）……米国臨床腫瘍学会
- 「NIH遺伝子検査ガイドライン」（1998年）
- 「胚保護に関する宣言」（1998年）……ユネスコ

＜日本の遺伝子診断・遺伝子治療に関するガイドライン＞

遺伝子診断・治療に関する医療倫理指針として以下にあげるような多くの宣言，ガイドラインが提案されてきた．

ヒトゲノム・遺伝子解析研究に関しては，「ヒトゲノム研究に関する基本原則」（2000年6月14日，科学技術会議生命倫理委員会），「遺伝子解析研究に付随する倫理問題等に対応するための指針」（1999年4月28日，厚生省厚生科学審議会先端医療技術評価部会），「大学等における遺伝子解析研究に係わる倫理問題について」（1999年8月31日，文部省学術審議会バイオサイエンス部会），「ヒトゲノム・遺伝子解析研究に関する倫理指針」（2001年3月29日，文部科学省・厚生労働省・経済産業省）が策定され，倫理問題などに対応する国家的体制が築かれている．
- 「遺伝子治療に関するガイドラインについて」（1996年）……厚生科学会議
- 「遺伝子治療臨床研究に関する指針」（1996年）……厚生省
- 「アデノシンデアミナーゼ（ADA）欠損症・遺伝子治療臨床研究における説明お

よび同意書」(1996年)……北海道大学医学部
- 「遺伝子カウンセリング・出生前診断に関するガイドライン」1996年……日本人類遺伝学会
- 「新しい生殖医療技術のガイドライン」1996年……日本不妊学会
- 「家族性腫瘍におけるがん素因遺伝子診断研究とこれを応用した診療に関するガイドライン」2000年……家族性腫瘍研究倫理委員会
- 「ヒトゲノム研究に関する基本原則」(2000年6月14日)……科学技術会議生命倫理委員会
- 「大学等における遺伝子解析研究に係わる倫理問題について」(2000年8月31日)……文部省学術審議会バイオサイエンス部会
- 「ヒトゲノム・遺伝子解析研究に関する倫理指針」(2001年3月29日)……文部科学省・厚生労働省・経済産業省

＜遺伝子検査にかかわるガイドライン＞

遺伝子検査にかかわるガイドラインとして，わが国においては，2001年に日本衛生検査所協会から「ヒト遺伝子検査受託に関する倫理指針」が示され，2003年には「遺伝学的検査に関するガイドライン」が遺伝医学関連学会より発表された．

「遺伝学的検査に関するガイドライン」（遺伝医学関連学会：2003年8月）
遺伝学的情報が日常の診療に多く用いられるようになり，遺伝学的検査の適切な実施に関するガイドラインの策定が進められてきた．遺伝医学関連学会（日本遺伝カウンセリング学会，日本遺伝子診療学会，日本産科婦人科学会，日本小児遺伝学会，日本人類遺伝学会，日本先天異常学会，日本先天代謝異常学会，日本マススクリーニング学会，日本臨床検査医学会，家族性腫瘍研究会）によりガイドラインがまとめられ，遺伝学的検査に関する倫理学的精神と諸原則の尊重が求められている．

遺伝学的検査の実施においては，総合的な臨床遺伝医療の体制において行うべきであること，担当する施設は常に新しい遺伝学的情報に基づき診断精度の向上を図るべきこと，採血などの医療行為を伴わない遺伝学的検査においても，しかるべき医療機関を通さずに行うことがあってはならない，とされている．検体の取得にあたっては，十分なインフォームドコンセントを得ること，検査の実施は本人の自由意思に基づくこと，が必要である．遺伝学的検査の試料は厳格に保管すること，個人識別情報および検査結果としての個人遺伝学的情報の機密性を保護する重要性が強調されている．一方，被検者の"知る権利"および"知らないでいる権利"を尊重し，求められた場合は厳重な秘守のもとに開示する義務がある．

目的に応じた遺伝学的検査として，発症者を対象とする遺伝学的検査，保因者の判定を目的とする遺伝学的検査，発症予測を目的とする遺伝学的検査，薬物に対する反応性の個体差を判定することを目的とする遺伝学的検査，出生前検査と出生前診断，新生児マススクリーニング検査があげられ，それぞれの留意点とともに指針が示されている．

「ヒト遺伝子検査受託に関する倫理指針」(日本衛生検査所協会遺伝子倫理検討委員会：2001年4月10日)
遺伝子検査の基礎を築いたヒトゲノム・遺伝子解析研究は，さらに急速な発展を遂げつつあり，その成果はさまざまなかたちで医療へ応用されている．現在，ヒトゲノム・遺伝子解析研究に関しては，「ヒトゲノム研究に関する基本原則」(2000年6月14日，科学技術会議生命倫理委員会)，「遺伝子解析研究に付随する倫理問題等に対応するための指針」(2000年4月28日，厚生省厚生科学審議会先端医療技術評価部会)，「大学等における遺伝子解析研究に係わる倫理問題について」(2000年8月31日，文部省学術審議会バイオサイエンス部会)，「ヒトゲノム・遺伝子解析研究に関する倫理指針」(2014年11月改訂，文部科学省・厚生労働省・経済産業省)，さらに「人を対象とする医学系研究に関する倫理指針」(2014年12月，文部科学省・厚生労働省)が策定され，倫理問題などに対応する国家的体制が築かれている．

■ 遺伝子検査の実施と遺伝情報管理

すでに述べてきたように，遺伝子検査は実際の検査を実施する臨床検査技師だけの問題ではない．検査を受ける本人とその家族を含めた遺伝的問題にかかわる複数の医療職からなるチーム医療のなかで進められるべきものである．特に，日本人類遺伝学会と日本遺伝カウンセリング学会は2005年より，臨床遺伝学専門医および認定遺伝カウンセラーの認定を開始しており，これら専門職と，看護師，臨床検査技師，臨床心理士などによるチームにより遺伝子検査とそれに伴うさまざまな問題に対応する体制がつくられつつある．臨床遺伝学専門医は，臨床遺伝学の十分な知識とカウンセリングに必要な実践能力をもち，遺伝カウンセリングにおいては主に医学的情報の提供・説明を行う．医学的立場から参加する医師とは独立した，より検査を受ける本人に近い立場で心理的問題も含めて支援するのが認定遺伝カウンセラーである．

検査により得られた情報は，DNA，RNA，染色体，蛋白質，家族の情報などを含むことになる．これらは個人の遺伝的特性を示す情報であり，すべてが遺伝情報である．検査を受けた本人は，この遺伝情報を"知る権利"と"知らないでいる権利"をもっており，いずれもが尊重されなければならない．検査結果の開示は本人の意思を尊重して決定されるものである．一方，遺伝情報は守秘義務の対象であり，本人の承諾がなければ血縁者を含む第三者に開示してはならない．本人の承諾があった場合も，雇用者・保険会社・学校からアクセスしてはならない．検査結果の説明にあたっては，本人が理解できるわかりやすい言葉で説明する必要がある．また，診断が確定しない場合は，診断不可能であることを伝えなければならない．検査結果が差別に利用されることがないように常に配慮しなければならない．検査結果は，本人の同意を得て血縁者に開示することができる．その結果が血縁者の重大な疾患の発症予防や治療に役立つ場合などいくつかの条件を満たしていれば，本人の同意が得られない場合でも血縁者へ開示することができる．

■ 遺伝子検査実習における留意点

遺伝子検査においては，さまざまな倫理的，法的，社会的問題が生じる可能性があり，その実施は，被検者とその血縁の者の人権が保護され，社会の十分な理解のもとに適正に行われることが前提となる．教育施設における遺伝子検査実習においては，遺伝子検査に関連する医療倫理を十分に理解することが求められる．さらに，得られた遺伝学的結果は臨床検体における結果同様，被検者本人のみならずその家族や子孫にとっても重要な個人情報である．したがって，臨床検査技師の教育施設における遺伝子検査実習でもこれらの諸問題は同じであり，一般の遺伝子検査と同等の規範のもとに実習が実施される必要がある．

文献：
1) 遺伝医学関連10学会：遺伝学的検査に関するガイドライン(10学会ガイドライン)．2003．
2) 厚生労働省：医療・介護関係事業者における個人情報の適切な取扱い．2004．
3) 文部科学省・厚生労働省・経済産業省：ヒトゲノム・遺伝子解析研究に関する倫理指針．2014．
4) 日本衛生検査所協会遺伝子検査倫理検討委員会：ヒト遺伝子検査受託に関する倫理指針．2004．
5) 濃沼信夫監訳：遺伝子検査ガイドライン－アメリカ特別委員会報告書－．厚生科学研究所，2000．
6) 伊藤道哉編著：医療の倫理　資料集．丸善，2004．
7) 文部科学省・厚生労働省：人を対象とする医学研究に関する倫理指針．2014．

（梅村　創）

III

使用する機器・器具・試薬

1 遺伝子検査に使われる機器

III　使用する機器・器具・試薬

■ クリーンベンチ

染色体検査の際，末梢血リンパ球培養を無菌的に行う必要がある．庫内を無菌的に保つため，HEPA フィルタを通過した清浄空気を流入させ，ファンにより前面へ強制的に風を送る．使用後は庫内の作業台をアルコールで拭いて清潔に保つ．使用していないときは殺菌灯を点灯しておく．

■ 安全キャビネット

遺伝子組換え体，大腸菌などが外部へ流失するのを防ぐ目的で使用する．庫内を陰圧に保ち，HEPA フィルタを通過させて排気することで，外部への拡散を防ぐ．病原微生物の遺伝子検査を行うためには，P2 レベルの機器の設置が必要である．

■ 炭酸ガス培養装置（CO_2 インキュベータ）

染色体検査の末梢血リンパ球培養，あるいは継代細胞，組織の細胞増殖のために使用する．庫内を 37℃ に保ち，培養液の pH を維持するために炭酸ガスを 5% に設定し，培養容器は蓋を緩めて通気培養を行う．また，蒸留水を入れたバットを最下段に置いて庫内の乾燥を防ぐ．長期間，細胞培養を行うので，常に清潔な使用を心がける．

■ 滅菌装置

乾熱滅菌装置

対象は，ガラス製試薬ビン，ピペットなど，高温に耐えられるものに限る．180℃，1 時間以上，加熱する．器具の滅菌や表面に付着している酵素を変性する．インジケータテープを貼っておくと色の変化により滅菌処理の確認ができる．

高圧滅菌装置（オートクレーブ）

調製した試薬，試薬保存用の容器，チップなどの滅菌に使用する．121℃，2 気圧で 20 分行う．インジケータテープを貼っておくと便利である．病原微生物に使用したシャーレなどの廃棄処理も行うことができる．

■ 恒温水槽（ウォーターバス）

水槽内の水を循環させて一定の温度に保つ装置で，酵素反応などに使用する．また，

振盪装置がついていると，遺伝子組換え時の大腸菌の培養に便利である．

■ 電気泳動装置

アガロースゲルを用いてPCR産物の確認やPCR-RFLPの判定などDNAの分離を行う．装置としては，サブマリン型，サブマリン型ミニゲル，ポリアクリルアミドゲルを用いるスラブ型電気泳動装置がある．ゲルは，分離するDNAの分子量に応じて濃度を変えて調製する．

■ 遠心分離装置

遠心分離装置は，冷却機能がついているものが望ましい．

小型高速遠心機

1.5mlのマイクロチューブが使用でき，DNAの抽出など広範囲に使用できる．回転数は15,000回転まで可能である．

小型微量遠心機

卓上の小型遠心機で，攪拌後にチューブの管壁に残った液を管底に落とすために使用する．チビタンで，$200\mu l$のマイクロチューブを使ってPCRの操作のとき，1.5mlマイクロチューブの蓋を切り取ってアダプターとして使用するとよい．

中型遠心機

回転数は5,000回転まで可能で，染色体検査の標本作製や細胞回収に使用する．バケットを交換すれば15ml，50mlの遠心チューブが使用可能である．

高速遠心機

専用のローターにアダプターをつけて，25,000回転程度まで可能である．超高速で回転させるので，チューブのバランスは正確に行う必要がある．

■ 顕微鏡

顕微鏡にはコンピュータに画像を入力できる写真撮影装置を設置しておくと便利である．

光学顕微鏡

染色体分析の標本観察など，染色した細胞観察に使用する．

倒立顕微鏡

フラスコなどを用いて行っている培養細胞などの増殖状態をそのまま観察することができる．

蛍光顕微鏡

染色体検査のFISH法の解析のとき，蛍光シグナルの観察に用いる．フィルタを組み合わせることで数種類の蛍光色素の観察が可能である．

■ 水の精製装置

遺伝子検査に用いる試薬，細胞培養液などは超純水を用いて作製するため，水道水から簡単に超純水が得られる装置は必需品である．純水と超純水が同時に貯留されている装置は，用途に応じて使い分けることができる．

■ 核酸増幅装置

目的の領域の遺伝子配列の両側にプライマーを設定してPCR法によってDNAを増幅させる装置で，プログラムをセットすることにより，加温・冷却の正確な温度管理下でPCR反応を制御することができる．200μl，500μlの2種類のマイクロチューブに対応するヒートブロックもある．また，遺伝子発現の定量を行うリアルタイムPCR装置もある．

■ 塩基配列解析装置

DNAをdye terminator法で蛍光標識し，ポリアクリルアミドゲルを用いてその塩基配列を自動的に読み取る装置と，特殊な高分子の水溶液を充填した毛細管の中で分子ふるいによりDNAを分離して塩基配列を決定できるキャピラリー電気泳動を利用した装置がある．

(田村髙志)

III 使用する機器・器具・試薬

2 遺伝子検査に使われる器具

■ マイクロピペット

マイクロピペットには，2，10，20，100，200，1,000μlの種類がある．計量する溶液量に見合ったピペットを選択し，目盛りを設定して使用する．PCR操作のときはコンタミネーションの原因になるので，他の実験用とは別のものを準備してPCR専用として使うようにする．遺伝子検査では溶液量がμl単位なので，はじめて使う人は十分に慣れておくようにする．

■ ピペットチップ

マイクロピペットに合ったものを使用する．コンタミネーションを防ぐためには，フィルタつきのチップを使用するとよい．チップは専用ラックに入れ，DNaseを失活させるためオートクレーブ滅菌をする．

■ チューブ

培養細胞の回収や染色体検査などで使用する15ml，50mlのスクリューキャップつきのポリプロピレン製の遠心用チューブがある．遺伝子検査用として，2ml，1.5ml，0.5ml，0.2ml（PCR用）のマイクロチューブがある．

(田村髙志)

3 遺伝子検査に使われる主な試薬

III 使用する機器・器具・試薬

■ 水

滅菌精製水

純水，超純水をオートクレーブで高圧滅菌したもの．

DEPC 処理水

| 滅菌精製水 | 1,000ml |
| DEPC | 1ml（0.1％） |

DEPC（diethylpyrocarbonate）をよく混和して，37℃で2時間，ときどき混和しながら加温する．DEPCを除くため，容器の蓋を十分にゆるめてオートクレーブをかける．（RNaseが含まれない水ができる．）

■ 一般試薬

1M Tris-HCl（pH 7.4, pH 8.0）

| TRIZMA base | 121.1g |
| 超純水 | 800ml |

TRIZMA base を溶解後，塩酸でpH7.4あるいはpH8.0に調整し，超純水で1,000mlにメスアップする．オートクレーブ後，室温保存．

0.5M EDTA（pH 8.0）

| EDTA・2Na・2H$_2$O | 93.1g |
| 超純水 | 400ml |

EDTAが溶けにくいので，超純水を先に入れ，スターラで攪拌しながら試薬を入れる．NaOHの粒を約10g加えてEDTAを完全に溶かす．1N NaOHでpHを調整して超純水で500mlにメスアップする．オートクレーブ後，室温保存．

Tris EDTA（TE）buffer（pH 8.0）

| 1M Tris-HCl（pH 8.0） | 1ml（10mM） |
| 0.5M EDTA（pH 8.0） | 0.2ml（1mM） |

超純水で100mlにメスアップする．オートクレーブ後，室温保存．

5M NaCl

| NaCl | 292.2g |
| 超純水 | 900ml |

広口の容器に超純水を入れ，スターラを回しながらNaClを入れて完全に溶かす．

超純水で 1,000ml にメスアップする.

10 × PBS（−）(pH 7.4) —— PBS；phosphate-buffered saline

NaCl	80g
$Na_2HPO_4 \cdot 12H_2O$	29g
KCl	2g
KH_2PO_4	2g
超純水	900ml

容器に試薬を入れて超純水で溶解し，最後に 1,000ml にメスアップする．オートクレーブ後，室温保存．pH は，試薬を正確に計っていれば 7.4 付近になっているので合わせる必要はない．ただし，Na_2HPO_4 と NaH_2PO_4 とを間違えないよう注意する．

20 × SSC (pH 7.0) —— SSC；standard saline citrate

NaCl	175.3g（3M）
クエン酸 3Na・$2H_2O$	88.2g（0.3M）
超純水	800ml

計量した試薬をビーカーに入れ，スターラを回しながら溶解する．HCl で pH を合わせたあと，超純水で 1,000ml にメスアップする．室温保存．

■ 電気泳動用試薬

電気泳動用 buffer は使用頻度が高いので，濃いストック液をつくっておく．

5 × TBE buffer (pH 8.3)

TRIZMA base	54g（445mM）
ホウ酸	27.5g（445mM）
0.5M EDTA (pH 8.0)	20ml（10mM）
超純水	900ml

それぞれの試薬を超純水で溶解後，1,000ml にメスアップする．室温保存．

50 × TAE buffer

TRIZMA base	242g（2M）
氷酢酸	57.1ml（2M）
0.5M EDTA (pH 8.0)	100ml（50mM）
超純水	700ml

超純水で TRIZMA base 溶解後，氷酢酸，0.5M EDTA を加えて超純水で 1,000ml にメスアップする．

10 × MOPS buffer (pH 7.0)

MOPS	41.8g（0.2M）
1M 酢酸ナトリウム	20ml（20mM）
0.5M EDTA (pH 8.0)	20ml（10mM）
DEPC 処理水	700ml

MOPS を DEPC 処理水で溶解後，2M NaOH で pH を合わせ，DEPC 処理した酢酸ナトリウムと EDTA をそれぞれ加えて，DEPC 処理水で 1,000ml にメスアップする．0.45μm のフィルタで濾過後，遮光して室温保存．

30%アクリルアミド溶液

アクリルアミド	14.5g（29%）
N, N'-メチレンビスアクリルアミド	0.5g（1%）
超純水	30ml

計量した試薬をビーカーに入れ，スターラを回して溶解する．超純水で50mlにメスアップする．遮光して4℃保存．アクリルアミドのモノマーは神経毒として働くので，取り扱いは必ず手袋をして行う．重合してポリマーになったものは毒性がないとされるが，注意して取り扱う．

（田村髙志）

IV

遺伝子検査に必要な基礎知識

IV 遺伝子検査に必要な基礎知識

1 検体の取り扱い

1 核酸

予習項目

① 遺伝子検査の種類と流れを調べる．
② DNA 検査・RNA 検査ごとの検査の材料（対象）を調べる．

実習目標

① DNA 検査・RNA 検査での検体の取り扱い方や核酸の抽出方法を理解する．
② 検査材料を扱うにあたっての留意点を把握する——検査結果に大きく影響する検体の質やサンプリング技術，サンプリングの時期を理解する．

課題

① 各種検査材料のサンプリングを行う（すでに用意されている場合もある）．
② 末梢血を採血により採取する．

方法・原理

A. 血液

＜検体の採取＞ヘパリンは PCR 反応を阻害することから，抗凝固剤は EDTA を用いる．

＜検体の処理＞赤血球のヘモグロビンなど血球内蛋白成分は PCR 反応を阻害することがあるので，ヘモグロビンを完全に除去することが必要である．

B. 尿

＜検体の採取＞自然排尿によって無菌容器に採取する．カテーテル尿，蓄尿などを用いた場合も同様に行う．検体に析出物がある場合には，37℃で 20 分間インキュベートする．

＜検体の処理＞粘性の低い尿などの体液（髄液, 羊水, 胸水, 腹水など）は，遠心することによって細胞を集める．

C. 糞便

<検体の採取>直接採取と自然排泄の2つの方法があるが，通常は自然排泄便が用いられる．どうしても採取できない場合には，直接採取法である直腸スワブを用いて採取する．採取は無菌容器に行う．

<検体の処理>便では，正常便や下痢便など試料の状態は大きく異なる．また，残渣物がなくなるまで，リン酸緩衝食塩液で繰り返し洗浄を行うことが必要となる．

D. 喀痰

<検体の採取>早朝起床時にたまっている痰を喀出させる．痰が出にくい場合には，体位変換や生理食塩液にてネブライゼーションなどを行う．採取は無菌容器に無菌的な方法で行う．

<検体の処理>粘性の高い喀痰などの検体（気管支洗浄液，胃液）は粘性を低下させたあと，遠心により細胞を回収する．

E. 口腔粘膜細胞・唾液

<検体の採取>口腔粘膜細胞の採取には，うがい法と擦過法がある．うがい法は，10〜15mlの生理食塩液を口に含み，ゆすいでもらった液を試料とする．擦過法は，婦人科細胞診用ナイロンブラシで口腔粘膜を擦過後，ブラシについた細胞を容器中に攪拌し採取したものを試料とする．唾液は，口の中に自然に出てくる唾液を容器の中に貯める．

F. 組織細胞

<検体の採取>手術材料あるいは実験などで新鮮な組織からDNAを抽出する際には，サンプルをできるかぎり氷上に冷やして保持し，数百mgくらいまでの大きさに細切し，すみやかに液体窒素で急速凍結する．RNAを抽出する際には，すみやかに液体窒素に浸して凍結しておく．細胞からの核酸抽出は，浮遊培養細胞の場合はそのまま，付着性の細胞の場合にはスクレーパーなどを用いて細胞をはがし，チューブに集める．

<検体の処理>動物細胞のDNAは分子量がきわめて大きく切断されやすいので，DNA抽出の操作はDNAに物理的な力を加えないように工夫する必要がある．またRNA抽出では，組織を凍らせたままハンマーで砕いて，ある程度の大きさにする．

器具
- 共通：遠心機
- A. 血液：EDTA採血管
- B. 尿：尿採取容器（無菌のスピッツで，ハルンカップは不可）
- C. 糞便：無菌容器
- D. 喀痰：無菌容器
- E. 口腔粘膜細胞：ナイロンブラシ，唾液無菌容器
- F. 組織細胞：スクレーパー，ハンマー

試薬の調製

A. 血液：白血球分離剤—Ficoll-Paque（Amersham Pharmacia Biotec），lymphoprep（Axis-Shield：第一化学薬品），リン酸緩衝食塩液（PBS）
B. 尿：リン酸緩衝食塩液（PBS）
C. 糞便：リン酸緩衝食塩液（PBS），ポリエチレングリコール（DNA抽出の場合）
D. 喀痰：N-アセチル-システイン水酸化ナトリウム（NALC-NaOH）
E. 口腔粘膜・唾液：リン酸緩衝食塩液（PBS）または生理食塩
F. 組織細胞：リン酸緩衝食塩液（PBS），GTC（グアニジンチオシアネート）溶液

操作法

A. 血液

＜白血球分離剤を用いる方法＞ヘモグロビンを含む赤血球と白血球を分離する方法で，Ficoll-Paque（Amersham Pharmacia Biotec），lymphoprep（Axis-Shield：第一化学薬品）などの白血球分離剤を用いて白血球だけを分取する．白血球層を分取後，PBSで数回洗浄し，白血球沈渣とする．

＜赤血球溶血除去法＞赤血球を溶血させ，残った白血球を洗浄することによりヘモグロビンを除去する方法で，血液に溶血緩衝液を加えて赤血球を溶血させたのち，沈殿物を白血球沈渣とする．遠心分離後の沈渣にヘモグロビンの赤色が見えなくなるまでこの操作を繰り返す．

B. 尿

①試料を遠心（3,000rpm，10分）し，細胞を沈殿させる．
②上清を吸引除去し，PBSを加え，遠心（3,000rpm，10分）する．
③上清を吸引除去し，細胞沈渣をサンプルとして用いる．

C. 糞便

①下痢便の場合には下痢糞便0.5〜1gにPBS 4.5mlを加え，混合する．
②作製した試料を遠心（3,000rpm，10分）し，細胞を沈殿させる．
③上清を吸引除去し，PBSを加え，遠心（3,000rpm，10分）する．
④上清を吸引除去し，細胞沈渣をサンプルとして用いる．
　また，便中のウイルスDNAを検出する場合は，ポリエチレングリコールで沈殿させたものを試料とする．

D. 喀痰

①喀痰に等量のN-アセチル-システイン水酸化ナトリウム（NALC-NaOH）を加え，粘性を溶解する（検体の均一化）．粘性の溶解が不十分な場合は，さらにNALC-NaOHを加え，粘性がなくなるまで繰り返し行う．
②粘性を溶解した検体にPBSを加え遠心（3,000rpm，10分）し，細胞および菌体を沈殿させる（細胞および菌の濃縮）．
③上清を吸引除去し，PBSを加え，遠心（3,000rpm，10分）する．
④上清を吸引除去し，細胞沈渣をサンプルとして用いる．

E. 口腔粘膜細胞・唾液
①遠心（3,000rpm, 10分）し, 細胞を沈殿させる.
②上清を吸引除去し, PBSまたは生理食塩液を加え, 遠心（3,000rpm, 10分）する.
③上清を吸引除去し, 細胞沈渣をサンプルとして用いる.

F. 組織細胞
＜DNA抽出＞
①組織を細かく切断し, 集めた細胞を遠心（3,000rpm, 10分）する.
②上清を吸引除去し, PBSまたは生理食塩液を加え, 遠心（3,000rpm, 10分）する.
③上清を吸引除去したものをサンプルとして用いる.

＜RNA抽出＞
①集めた細胞を遠心（3,000rpm, 10分）する.
②上清を吸引除去し, PBSまたは生理食塩液を加え, 遠心（3,000rpm, 10分）する.
③上清を吸引除去したペレットの5倍量のGTC溶液を加える.
④ただちに21Gの針をつけた注射筒に吸い込み, 内容物をよく出し入れして混和し, この状態からmRNAの抽出を行う. この操作により細胞の核DNAが分断され, 撹拌とRNAの収率が上がる.

結果の評価

■ 核酸の質的評価
・核酸が分解していないこと（電気泳動法など）
・蛋白の混入が少ないこと（A_{260}/A_{280}比など）

■ 検体の質的評価
A. 血液：凝固していない. 血清は白血球の混入がなく, 溶血していない.
B. 尿：無菌であること（感染症を除いて）.
C. 糞便：乾燥していない.
D. 喀痰：感染部位からの採取であり, 唾液の混入が少ない.
E. 口腔粘膜細胞：細胞が十分擦過されている.
F. 細胞組織：核酸が分解していない.

2 染色体

予習項目

①分染法の種類と特徴を調べる.
②染色体検査における検査の材料（対象）を調べる.

> **実習目標**

①染色体検査における検体の取り扱い方を理解する．
②検査材料を扱うにあたっての留意点を把握する――検査結果に大きく影響する検体の質やサンプリング技術，サンプリングの時期を理解する．検査分析を行う適切な検体を用いた細胞培養の知識・技術を理解する．

> **課題**

①各種検査材料のサンプリングを行う（すでに用意されている場合もある）．
②培養細胞を扱う．

方法・原理

血液：末梢リンパ球を用い，採血時の抗凝固剤にはヘパリンを用いる．
骨髄液：抗凝固剤にはヘパリンを用いる．
羊水細胞：羊水細胞培養は，妊娠14週～16週の経腹的羊水穿刺液を用いる．
絨毛細胞：妊娠9週～11週にて超音波ガイド下で絨毛膜組織を採取する．
組織：細かく切断した細胞を用いる．

器具

・細胞培養を行う周辺設備：クリーンベンチ，乾熱滅菌器，オートクレーブ，CO_2 インキュベータ
・恒温槽
・遠心機
・光学顕微鏡，倒立顕微鏡，位相差顕微鏡，蛍光顕微鏡（FISH用）

試薬の調製

・培養液：RPMI 1640，DMEM，Chang Medium および非働化ウシ胎児血清（FBS）
・PBS
・細胞分裂促進因子（マイトジェン，PHA）
・白血球分離剤

操作法

①**末梢リンパ球培養**：採血時，抗凝固剤としてヘパリンを用い，5～10％FBSを含むRPMI 1640培養液に分離リンパ球を37℃，5％CO_2下，2～3日培養を行う．標本作製の1～3時間前にコルセミドを最終濃度0.05～0.1μg/mlになるように添加し，再び培養する．
②**皮膚線維芽細胞培養**：末梢血におけるモザイク異常あるいは流産胎児での検査の場合に行われる．皮膚組織を消毒し採取する．皮膚を細片し，培養ディッシュに接着させ，10～20％FBSを含むDMEMで培養する．
③**骨髄細胞培養**：血液疾患の場合，骨髄液はヘパリン採血する．マイ

トジェンを添加せず，5～10% FBS を含む RPMI 1640 培養液に分離リンパ球を 37℃，5% CO_2 下，2～3 日培養を行う．

④**リンパ球細胞株の樹立**：遺伝子解析目的にて，EB ウイルスを分離リンパ球に加えて培養する．株化するまで約 2 週間を要する．

⑤**羊水細胞培養**：培養ディッシュに羊水を Chang Medium などの培養液と分注して，7～10 日間培養し，コロニー形成を確認して細胞を回収する．

⑥**絨毛細胞培養**：採取後，検体の血液塊を除き，組織をほぐして，5～10% FBS を含む RPMI 1640 培養液にて 37℃，5% CO_2 下，2 日～数日培養を行う．

⑦**固形腫瘍細胞培養**：組織を細切して細胞浮遊液として，浮遊細胞系では RPMI 1640，接着細胞系では DMEM を用いて，培養を行う．培養条件は提出検体によりさまざまであるため，いくつかの条件を設定して行う．

結果の評価　核型分析には，細胞分裂中期細胞の染色体を得ることが前提であるため，細胞周期の進行を促し，細胞分裂させる必要がある．したがって，材料の培養の良否を，標本作製時のでき具合で位相差顕微鏡にて評価する．

〔舩渡忠男・竹田真由〕

IV 遺伝子検査に必要な基礎知識

2 検体の保存

1 核酸

A. 血液
末梢血や骨髄血の場合は，白血球層を分離後，−80℃で凍結保存する．血清の場合は，分離して検査を行うまで−20℃で凍結保存する．全血のまま長時間（36時間以上）放置すると血球から遊出する酵素などにより影響を受けるので注意が必要となる．−80℃により長期間（1年間）の保存が可能であるが，凍結融解は1〜2回までである．

B. 尿
検査までに時間を要する場合は，細胞沈渣を−20℃以下で凍結保存する．−80℃により長期間（1年間）の保存が可能であるが，凍結融解は繰り返さない．また，尿には種々の蛋白分解酵素が含まれているため，保存性は悪いとされている．

C. 糞便
長期保存する場合には，−80℃以下で凍結保存する．

D. 喀痰
長期保存する場合には，−80℃以下で凍結保存する．

E. 口腔粘膜細胞・唾液
口腔粘膜細胞（扁平上皮細胞）のDNAは安定で，4℃でも少なくとも10カ月保存可能であるという報告もある．

F. 組織細胞
すぐに抽出ができない場合には，前処理を行った状態の検体を−80℃で凍結保存する．

2 染色体

固定後の細胞沈渣は固定液を密栓し，-20℃以下の冷凍庫に保存し，後日標本をつくる際に遠心分離して上清を捨て，新しい固定液に細胞を浮遊させる．また，染色体を展開したスライドガラスは乾燥状態で保存しなければ良好な分染像が得られなくなるので，デシケータ，孵卵器，風通しのよい場所などに保管する．

文献：
1) 一目でわかる遺伝子検査マニュアル．日本臨床検査自動化学会会誌，29（Suppl.2）：2004．
2) 日本臨床検査同学院遺伝子分析科学認定士制度委員会編：遺伝子検査技術—遺伝子分析科学認定士テキスト— 改訂第2版．宇宙堂八木書店，2016．
3) 遺伝子関連検査検体品質管理マニュアル（承認文書）．JCCLS日本臨床検査標準協議会，2011．

（舩渡忠男・竹田真由）

V

遺伝子検査標準化の指針と精度管理

V 遺伝子検査標準化の指針と精度管理

1 遺伝子検査標準化の指針

はじめに

臨床検査における遺伝子検査は，測定対象とする検体により，(1)本来ヒトには存在しない外来微生物の遺伝子を同定，定量する<u>病原体遺伝子検査</u>，(2)ヒト体細胞の遺伝子を同定・定量する<u>体細胞遺伝子検査</u>，(3)ヒト生殖細胞由来の遺伝子変異と多型を解析する<u>遺伝学的検査</u>に分類される．

(1)と(2)は，反応阻害物質の影響を受けず，高感度で特異的に標的遺伝子を検出することが検査の最終目標である．一方，(3)は，個人の遺伝子情報を調べる検査であり，感度より正確さが求められている．得られた情報は，その一部を家系内で共有する一方，治療法が確立していない疾病も多いことから，検査データの保証や遺伝子情報の保護は当然のこと，遺伝子検査の適応段階から慎重な対応が求められている．遺伝子検査の標準化を考える際には，これら性格の違いを考慮しなければならない．

遺伝子検査の大部分は，検体の採取，保存および運搬，検体の前処理と核酸の抽出，核酸の増幅および検出，結果の解析と報告書の作成，データ管理という検査工程を経て行われる．しかし，同じ検査でも検体の種類は多様で，測定する遺伝子領域，測定方法，機器・試薬もそれぞれ多数存在している．したがって，ここから得られた検査結果は，施設間で大きく異なっていることが懸念され，ここに遺伝子検査の標準化が必要な理由がある．

標準化の方法として，検査項目ごとに既存の検査方法をすべて洗い出し，そこから優れた方法を選び出すのは，検査技術が日々発展している現状では必ずしも合理的とはいえない．むしろ既存の検査方法のほかに，当該検査法の良否を判定する"標準化の指針"として示したほうが，より現実的な対応であると考える．そこで本稿では，遺伝子検査の標準化にあたり考慮すべき基本的な考え方を検査工程ごとに示す．

遺伝子検査の工程

一般的な遺伝子検査には，以下に示す作業と管理工程がある．以下の検査工程に従い，標準化において考慮すべき基本的な考え方を示す．
①検査室の環境，②検査の受付，③検体の採取，④検体の保存，⑤検体の運搬と輸送，⑥核酸の抽出，⑦分析，⑧検査結果の判定と報告書の作成，⑨検査データの管理，⑩生命倫理，⑪検査の安全管理

検査工程の標準化

■ 検査室の環境

(1) 遺伝子検査では，病原性微生物やヒトの細胞，または遺伝子組換え物質などを取り扱うため，検体の生物学的危険度に応じたバイオハザード対策がとられた設備で行う．特に，エアロゾルが発生しやすい核酸抽出工程までは安全キャビネット内で操作を行う．

(2) 核酸はヒトの汗や唾液などに含まれるヌクレアーゼにより分解されるので，検査は清潔な検査衣，マスクおよびグローブを着用して行う．これらは遺伝子検査専用とし，汚染したら，ただちに新しいものと交換する．

(3) 検査中に周囲に汚染を認めたら，ただちに次亜塩素酸ナトリウム（有効塩素濃度 5～50ppm）または70%エタノールで拭き取り，常に検査環境を清潔に保つように心がける．

(4) 検査室内の汚染，検査過誤の防止および汚染物質の検査室外への拡散を防止するため，検査関係者以外の検査室への出入りはできるかぎり制限する．

(5) 検体間の汚染を防止するため，少なくとも検査室を検体処理と核酸を抽出するエリア（安全キャビネット），反応試薬を調製するエリア，増幅した核酸を検出するエリアに区分する．

■ 検査の受付

(1) **標準化の要点**
　①検体依頼書への記載内容
　②患者氏名の匿名化
　③検査内容と検体採取法の確認

(2) **検査依頼書**
　検査依頼書に被検者の基本属性（氏名，年齢，性別，患者IDなど）のほかに，検査目的，臨床所見，検査歴，治療歴などが記載されていることを確認する．遺伝学的検査では，上記に加え，家族歴や家系図も記載されていることを確認し，さらに被検者が遺伝カウンセリングを受け，インフォームドコンセントが得られていることを依頼

書で確認する．また，被検者の氏名に連結可能な匿名化を行う．検査を外部委託する場合は特に注意を払う．

(3) **検体**

検体受付は，検体ラベルの記載事項と検査依頼書が対応していることを確認したうえで，検査内容と検体採取が適切に行われていることを確認する．

■ 検体の採取

(1) **標準化の要点（採取容器）**
　①滅菌され，ヌクレアーゼ汚染のない採取容器
　②検体の種類に応じた適切な採取容器
　③検体保存や運搬を考慮した採取容器
　④検査従事者の感染症予防に配慮した採取容器

(2) **血液**

検体破損を防止するため，プラスチック製のEDTA入り採血管を用いる．検体保存，感染防止を考慮した被せ蓋式の滅菌プラスチック試験管が望ましい．

(3) **血清**

血清分離剤入り採血管で血液を採取し，遠心分離したあと，再栓可能な被せ蓋式の滅菌プラスチック試験管に分取する．

(4) **血漿**

EDTA入り採血管で血液を採取し，遠心分離したあと，再栓可能な被せ蓋式の滅菌プラスチック試験管に分取する．

(5) **骨髄液**

細胞学的検査と共用するため，ヘパリン採血を行う場合が多い．再栓可能なプラスチック容器に骨髄液を採り密栓する．培養液へ採取する場合は，5〜10ml容量の被せネジ蓋式の滅菌容器が好ましい．なお，ヘパリン採血検体は逆転写反応やPCR反応など酵素反応を阻害することがあるので，ヘパリンを取り除くことができる核酸抽出法を選択する．

(6) **体腔液，その他**

気管支洗浄液，胃液，膿，尿，喀痰，分泌液などは，微生物検査と同様な滅菌容器に採取する．凍結する場合は，凍結により変形しない容器に採取する．

(7) **組織**

DNA検査は，組織を細切りにし，滅菌容器に入れて4℃で保存する．RNA検査は，組織片にしたあと，ただちにドライアイスではさむか，液体窒素に入れて急速に凍結し，−80℃以下で保存する．そのほか，RNA検査専用の保存剤あるいは蛋白質変性剤に漬け，4℃または−20℃以下で保存する．

(8)**糞便**

　糞便の各部分を均等に無菌容器に採取する．凍結保存する場合は，凍結により変形しない被せネジ蓋式滅菌容器に採取する．

■ **検体の保存**

遺伝子の構造解析検査は，核酸の同定・定量検査ほど検査保存に関して厳格である必要はない．また，対象とする核酸（DNA，RNA）により安定性が異なるため，検査ごとに予備実験をしておくことが大切である．

(1)**標準化の要点**

　①検体の種類と検査内容による保存方法の違い
　②保存容器の器材

(2)**血液，骨髄液，培養細胞**

　検体採取後，4℃の冷蔵庫に保存する．1日以内に核酸抽出が行われるように，あらかじめ採取日を調整する．長期保存する場合は，細胞など目的成分に分離し，1回の検査に必要な量に小分けして被せ蓋式の滅菌プラスチック試験管に入れ，−80℃以下で凍結保存する．RNAの場合は専用の保存剤あるいは抽出のステップで用いる蛋白質変性剤に漬けて−20℃以下で保存する．

(3)**血清，血漿**

　検体採取後，遠心分離した検体は被せ蓋式の滅菌プラスチック試験管に分離して保存する．数日以内に検査を行う場合は4℃の冷蔵庫に，長期間保存する場合は1回の検査に必要な量に小分けし−20℃以下で凍結保存する．検体は，開栓時の汚染を防ぐため，容器を直立させた状態で凍結する．検体の凍結・融解の繰り返しは，ヌクレアーゼが活性化するので避ける．

(4)**体腔液，その他**

　気管支洗浄液，胃液，膿，尿，喀痰，分泌液などは，微生物検査と同様な滅菌容器に採取する．長期保存の場合は，前処理して細胞などの目的成分に分離後，1回の検査に必要な量に小分けし，被せネジ蓋式滅菌容器に入れて−80℃以下のフリーザで保存する．

(5)**組織**

　DNA検査では，組織を細切し，数日間であれば滅菌容器に入れて4℃で保存するが，長期保存の場合は被せネジ蓋式のプラスチック滅菌容器に入れて−80℃以下で保存する．RNA検査では，組織片にしてただちにドライアイスあるいは液体窒素に入れて急速に凍結し−80℃以下に保存する．また，RNA検査専用の保存剤あるいは蛋白質変性剤に漬けて−20℃以下に保存する方法もある．

(6)**糞便**

　長期保存が前提なら便を均一に採取し，被せネジ蓋式滅菌容器に

1回の検査に必要な分量に小分けして-80℃以下で保存する．

■ 検体の運搬と輸送

(1) **標準化の要点**
　①輸送中の物理的安定性
　②輸送中の温度管理
　③検体の取り違えや紛失の防止

(2) **物理的安定性の確保**
　①検体容器の材質：検体輸送中の容器の破損事故を防止するため，採取容器の材質はプラスチック製が適している．
　②輸送ボックス：輸送ボックス内にスポンジなどの緩衝材を入れ，輸送中の衝撃による検体容器の破損を防止する．容器同士の衝突を防ぐため，検体を仕切りのあるラックに直立したまま梱包する．
　③温度管理：室温，冷蔵，凍結それぞれの温度に対応した専用輸送ボックスとする．ボックス内温度は，温度計または温度シールで管理をする．室温は20℃前後，冷蔵は保冷材にて2～8℃，凍結はドライアイスで-20℃前後を維持できるようにする．検体や検査目的により運搬温度が決められているので，指定された採取容器に採取後，指定の温度で搬送する．また，温度の変化を小さくするため，短時間で運搬できる輸送手段を選択する．

(3) **依頼書と検体の照合管理**
　依頼書と検体の照合を間違えないほか，依頼書枚数と検体数が同数でない場合（1検体多項目依頼など）もあるので，発送者と受領者間で照合のルールを決めておく．送付伝票には，検体と依頼書の照合表のほか，輸送前の検体状況も記録しておく．

■ 核酸の抽出

この工程は，バイオハザード対策をとりつつ行われなければならない．また，核酸の同定および定量検査では検査結果に最も大きな影響を及ぼす工程でもあり，標準化は最優先されなければならない．抽出法の選択にあたり，標準化の要点を基準に，あらかじめ複数の抽出法で検討しておく必要がある．

(1) **標準化の要点**
　①抽出効率の高い方法
　②純度の高い方法
　③操作が簡便で汚染の少ない方法

(2) **核酸の抽出効率と純度**
　収量の低下は，直接，検出感度の低下につながる．収量に影響する要因を以下に示す．

①抽出前の要因
・検体の採取技術．
・採取時期（排菌の時期など）．
・検体使用量（あるいは事前の濃縮操作）．

②抽出時の要因
・検査材料の前処理：喀痰，胃液など粘性のある検体は，抽出の前に粘性を下げて均一化することが核酸の抽出効率を上げるうえで重要である．また，固形物から核酸を抽出するときは，検体をあらかじめ粉砕し，細胞溶解液で検体を十分に可溶化してから抽出を行うことが大切である．
・検査材料と抽出方法の組合せ：検査材料と抽出法の組合せが不適切な場合，抽出効率が低下し，純度の低い核酸が得られる．

(3) **汚染されにくい方法**

抽出工程で生じやすい汚染を最小限に抑えるため，1本のチューブで抽出でき，操作が簡便化された方法も採り入れるべきである．しかし，簡略化された方法は高い抽出効率が期待できる反面，純度の低い核酸が得られる可能性もあるので注意を要する．

■ 分析

遺伝子検査法の概略を図 V-1 に示した．

(1) **標準化の要点**

①検出感度：核酸同定・定量検査には重要な条件である．
②反応特異性：遺伝学的検査には重要な条件である．
③再現性と安定性
④操作の簡便性
⑤結果の迅速性
⑥安い検査コスト

(2) **検査の導入**

分析に用いられる試薬には，体外診断薬，研究試薬，自家調製試薬などがある．すでに認可されている体外診断薬も含め，試薬が臨床の要求する性能を有しているか評価する必要がある．その際，前述した標準化の要点を指針に，採用する方法の検出感度と特異性を十分把握することが求められる．

図 V-1　遺伝子検査法の概略

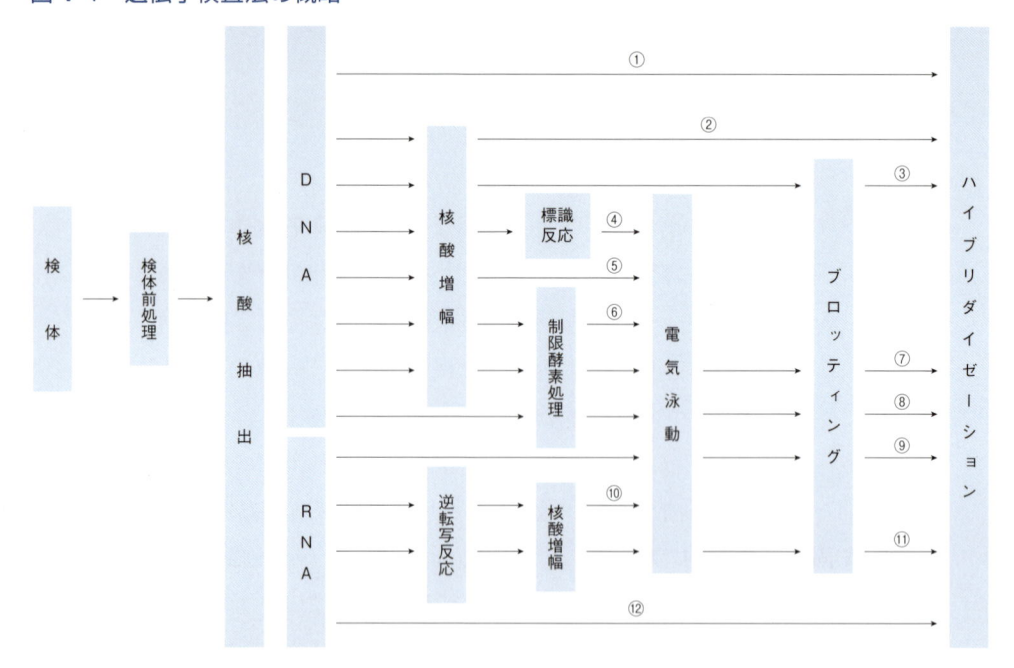

①:液相ハイブリダイゼーション法,DNA同定用チップ
②:PCR-ハイブリダイゼーション法ほか,市販試薬の大部分
③:ドットブロット-ハイブリダイゼーション法
④:塩基配列決定法
⑤:DNA特異的増幅法, PCR-SSCP
　　(single strand conformation polymorphism)
⑥:PCR-RFLP (restriction fragment length polymorphism)
⑦:PCR-サザンブロットハイブリダイゼーション法
⑧:ジェノミックサザンブロットハイブリダイゼーション法
⑨:ノーザンブロットハイブリダイゼーション法
⑩:RNA特異的増幅法
⑪:RT-PCR-ハイブリダイゼーション法ほか,市販試薬の大部分
⑫:DNAマイクロアレイ,DNAチップ

■ 検査結果の判定と報告書の作成

(1) 病原体遺伝子検査および体細胞遺伝子検査

精度管理試料で，陽性コントロールがすべて陽性，陰性コントロールおよび試薬ブランクが陰性のときに判定可能とする．可能なかぎり内部（内因性）コントロールも結果の判定に加える．依頼書の臨床所見と合わせて総合的に判定を行う．遺伝子検査は，従来の生化学あるいは免疫学的検査などに比べて検出感度や反応特異性が高いとされ，結果に対する臨床医からの信頼度も高い．しかし，死滅した微生物や機能のない細胞の一部を測定して陽性と判定したり，排菌のタイミングで陰性と判定される場合もある．したがって，結果を報告する際は，単に"プラス・マイナス"の判定や数値（定量値）の報告だけではなく，用いた検査方法の検出限界，反応の特徴や特異性，考えられる検査上の問題点，さらに，必要に応じて追加検査項目を添えて担当医師に説明しなければならない．

(2) 遺伝学的検査

陽性コントロールが陽性で，陰性コントロールが陰性のときに判定可能とする．明瞭な結果が得られないときは保留とする．依頼書に既往歴や家族歴が書かれている場合は，それも合わせて総合的に判定する．その際，解析した遺伝子の領域や解析方法，および検査法の限界性も添えて報告する．解析された変異が検査工程でつくられたアーチファクトなのか真の変異なのか，また，変異であれば疾患

に関連する変異なのか，あるいは易罹患性や薬剤応答性に関連する多型なのか，過去の報告例があればそれも加えて報告する．

■ 検査データの管理

遺伝学的検査では，被検者の遺伝子情報は堅く守られ，厳重に保管されなければならない．したがって，検査の依頼に先立ち，被検者のIDと氏名は連結可能な匿名化としなければならない．検査結果の報告はその逆をたどる．決して，第三者が容易にアクセスできるネットワーク上に載せてはならない．

■ 生命倫理

生命倫理の対象となるのは遺伝学的検査である．しかし，造血器腫瘍や固形腫瘍の遺伝子検査であっても，被検者の生殖細胞と対比して診断することから，検査の前にインフォームドコンセントを得ておくほうが好ましい．倫理については，公的機関や関連学会などから検査・研究のガイドラインや倫理指針が示されている．

注：「Ⅱ-1 遺伝子解析に伴う情報管理と倫理的問題」(p.6)も参照のこと．

表V-1　ヒト遺伝子の研究もしくは診療で遵守すべき主な指針

指針・ガイドライン	提示年月	作成元
ヒトゲノム・遺伝子解析研究に関する倫理指針	2004.12	文部科学省・厚生労働省・経済産業省
疫学研究に関する倫理指針	2004.12	文部科学省・厚生労働省
遺伝子治療臨床研究に関する指針	2004.12	文部科学省・厚生労働省
医療・介護関係事業者における個人情報の適切な取り扱いのためのガイドライン	2004.12	厚生労働省
ヒト遺伝情報に関する国際宣言	2003.10	ユネスコ
遺伝学的検査に関するガイドライン	2003.8	日本の遺伝医学関連10学会
臨床研究に関する倫理指針	2003.7	厚生労働省
ヒト遺伝子検査受託に関する倫理指針	2001.4	日本衛生検査所協会

*随時更新されるので，最新の情報を入手すること

これらのうち検査従事者が知っておかなければならない最小限の事柄を表V-1に要約した．

(1) 遺伝学的検査および研究は，目的，得られる効果，内容，遺伝カウンセリングとインフォームドコンセントの方法，検査研究結果の開示方法，検査情報の管理方法について，あらかじめ計画書を作成し，医療機関の長から承認を得ておく必要がある．
(2) 遺伝学的検査は，医療の一部として遺伝カウンセリングの体制が整備された医療機関から依頼された検体を対象とし，親子鑑定，性別判定，犯罪捜査など法医学的検査は対象としない．
(3) 遺伝学的検査の適応は，遺伝カウンセリングを通し，高い透明性をもって慎重に検討されるべきである．
(4) インフォームドコンセントを得るときは，クライアントに十分な遺伝

情報を提供し，被検者が納得したうえで，自発的な意思により決定できるよう支援しなければならない．また，途中で検査を中止することや，検査後も引き続き遺伝カウンセリングを受ける権利も有する．

(5) 被検者の承諾なしに検体を目的外に使用したり，他人に譲渡してはならない．

(6) 被検者の遺伝子情報は堅く保護されており，原則的に本人の承諾なしに他人に伝えてはならない．また，関係者以外に情報が漏洩されないように検査データの保管方法を考慮しなければならない．

■ 検査の安全管理

(1) 生物学的危険物質

遺伝子検査は，感染症が疑われる体液から核酸を抽出するため，生物学的危険物質にさらされる危険性が高い．したがって，検体の前処理および核酸の抽出は安全キャビネットの中で行う．検体が周囲に付着した場合は，ただちに 0.05％程度の次亜塩素酸ナトリウムで拭き取る．

(2) 化学的危険物質

① エチジウムブロマイド（ゲル染色用）：核酸の染色に用い，強い発癌性がある．扱うときは必ず手袋を着用する．使用後は活性炭に吸着させて化学的危険物質として処分する．

② フェノール（核酸抽出試薬）：蛋白質変性作用があるので，手袋をして扱う．皮膚に触れたら，ただちに大量の水で洗い流す．廃液はポリタンクに貯蔵し，廃棄は専門業者に依頼する．

③ クロロホルム（核酸抽出試薬）：皮膚を腐食するほか，吸入を重ねると，幻覚症状が現れたり肝細胞に傷害を与える．試薬の調製はドラフト内で行う．

④ ポリアクリルアミド（電気泳動用ゲル）：粉末は飛散しやすく，吸入すると神経毒となるので，手袋とマスクをして試薬調製を行う．

(3) 物理的危険物質

① 紫外線（ゲル撮影用）：紫外線を浴びると表皮細胞のDNAに傷害を与える．ゴーグルで目を保護したり，衣類やアクリル板で紫外線を直接浴びないように遮蔽して行う．

② 放射線（プローブ，プライマーなどの標識用）：特別な管理区域を必要とするため，最近はあまり利用されない．施設のラジオアイソトープ管理規定に従い，一定の訓練を受けたうえで取り扱う．

〔上野一郎〕

V 遺伝子検査標準化の指針と精度管理

2 遺伝子検査の精度管理

予習項目

①外部精度管理試料（external control material）と内部精度管理試料（internal control material）
②外部標準物質と内部標準物質
③相対定量法と絶対定量法

実習目標

①検査における内部精度管理試料，内部標準物質の役割を理解する．
②検査精度の向上のために重要な検査工程を理解する．
③検査工程でコンタミネーションを最小にする手技や方法を考える．

課題

個々の検査に適切な精度管理試料を選択できる能力を身につける．

基本的事項

(1) 検査スタッフ

検査は，一般の検査担当者のほかに，長い経験を積み熟練した検査技師とのペアで行うことが望ましい．熟練者は，検査工程の記録をもとに検査が適正に行われたことを確認し，結果の判定が正しいことをチェックする．

(2) 検査の記録

高い検査精度を維持するため，検査の「作業手順書」（マニュアル）を作成し，また，毎回の検査を「作業記録書」（検査試薬・検査機器の状態）に記録して保管する．

(3) 精度管理の必要性

市販の検査試薬キットには精度管理試料が添付されているが，施設が独自に行っている遺伝子検査は，施設独自で精度管理試料を立てて検査を実施する．

精度管理の実際

■ 検体一括精度管理

(1) **目的**

検査試薬，標準液，反応温度検査装置の異常などによる検査全体の誤差の傾向と大きさを知る．原因を解明したあと，原因に応じて定量値の補正や再検査を選択する．

(2) **管理試料の種類**

①陽性管理試料（positive control material）
②陰性管理試料（negative control material）
③試薬盲検試料（reagent blank）

(3) **使用方法**

①陽性管理試料

・核酸の同定・定量検査：中濃度陽性試料と検出下限付近の低濃度の陽性試料の2種類を核酸の抽出段階から使用する．管理試料は，検体と性状が近似していることが好ましいが，入手できない場合は，陽性試料由来のゲノムDNAまたはRNA，あるいは検出領域を含むプラスミドDNA*，合成DNAまたはRNAなどを濃度調整して代用する．

・遺伝学的検査：変異あるいは多型を有する精度管理試料．

②陰性管理試料

検体と性状が近似している陰性試料で，被検体と同様に検査の全工程を行う．

遺伝学的検査では野生型の試料を用いる．

③試薬盲検試料

ヌクレアーゼフリーの滅菌精製水を検体の代わりにし，検体と同様に検査の全工程を行う．

■ 検体個別精度管理

(1) **目的**

①核酸抽出工程のロスや分解，反応阻害物質の混入などによる"偽陰性"と"真陰性"との判別．
②核酸抽出工程の核酸のロスや分解などによる定量値低下分の補正．

(2) **管理試料の種類**

①ハウスキーピング遺伝子に代表される検体ゲノムに内在する別の遺伝子を測定する．
②標的遺伝子と同じ反応挙動を示す別の核酸を検体に定量的に添加して同時に測定する．

(3) **使用方法**

管理試料は，核酸の抽出段階から検体と同一チューブ内で操作を行うことが重要である．検査の全工程を終了したあと，

*プラスミドDNAの作製法は，Ⅷ-1 (p.114) を参照のこと．

管理試料の結果が陽性であることを確認したのち，検査結果を判定あるいは補正する．標的の遺伝子に対して管理試料の濃度や分子量に大きな差がないことが大切である．管理試料により反応基質が優先的に消費されてしまうためである．

(4) **ハウスキーピング遺伝子**

遺伝子の発現定量では，管理試料としてハウスキーピング遺伝子が利用されている．これは，前記した「目的」の②によるもので，利用に先立ち以下のことを事前に確認してからハウスキーピング遺伝子を選択する．

①標的遺伝子との間で発現量の差が大きくないこと．
②発現量が，試験の前後，または組織間で大きな差がないこと．

(上野一郎)

3 検査の注意事項とトラブルシューティング

Ⅴ 遺伝子検査標準化の指針と精度管理

検査環境

(1)検査室の環境

①取り扱う検体の生物学的危険度や遺伝子組換え体の拡散防止措置（検査に使用する場合）を考慮に入れた検査室の設計を行う（p.33）．

②検査室および検体間の汚染を防止するため，エリアとして，検体の前処理や核酸の抽出を行う安全キャビネットのエリア，核酸増幅試薬を調製するエリア，核酸増幅および増幅後の検体を扱うエリア，抽出後の核酸を加工するエリアに区分して作業をすることが望ましい．

③区分されたエリアで用いる器具も専用としたほうが望ましい．

④器具・机・衣服・グローブが汚染されたら，ただちに消毒用アルコールで拭き取るか，新しいものに取り替え，汚染の拡大を最小限にとどめる．

(2)検査全般

①「検査マニュアル」を作成し，誰が行っても同じ操作ができるようにする．

②検査ごとに作業記録を作成し，試薬のロット管理，装置の状態管理を行う．

③検査に応じて陽性コントロール・陰性コントロール・内部コントロールを適宜選択し，検査の全工程で精度管理ができる体制を整える．

検体の取り扱い

(1)採取容器について

①採取容器は，基本的に滅菌され核酸の汚染がないものを用いる．

②材質として，ガラス容器は核酸を吸着するので使用しない．

③汚染防止のため，液状検体では被せ蓋式のスクリューキャップ採取器具が好ましい．

④検体を凍結する場合は，変形しない容器を選択する．

⑤検体の輸送を考慮する場合は，プラスチック性の採取容器などを考慮する．

⑥感染症検査に用いる検体は，基本的には検査専用に採取するが，他の検査と併用する場合は優先的に分取する．

(2) 抗凝固剤の使用について

①抗凝固剤のうち，EDTAとヘパリンはDNAポリメラーゼ，逆転写酵素を阻害することが知られている．EDTAは核酸の抽出工程で容易に除去できるが，ヘパリンはアルコール沈殿法では完全に取り除かれない．したがって，ヘパリン採血を行った検体は，シリカ吸着法などヘパリンが除去できる方法で核酸を抽出する．

③ヌクレアーゼは，細胞機能に障害が起きると活性化する．採血後の部分凝固や溶血が起きないようにする．

(3) 検体の保存について

①検体採取後のDNAやRNAの安定性は，細胞の傷害の程度により異なると考えられ，一様に安定な保存期間を予見することは困難である．少なくとも，採取した日のうちには抽出操作が行われるように計画的に検体を採取する．長期に保存する場合は，目的成分（細胞や血清・血漿）に分離して，-80℃以下で凍結保存する．

②特に組織検体のRNAは分解が速いので，検体採取後，ただちに検体をRNase活性を抑えた専用保存液に漬けたり蛋白質変性剤中に入れて凍結保存するか，液体窒素あるいはドライアイスで瞬時に凍結させたのち検査に必要な量に砕いて-80℃以下で凍結保存する．

③凍結した検体は融解を繰り返すとヌクレアーゼで核酸が分解される場合があるので，1回の検査に必要な量に小分けして保存する．

④組織のホルマリン固定により核酸が断片化するので，必要時間は必要最低限の数時間とする．

＊①の検体採取後の放置時間，④の固定時間は，検査目的により許容時間が異なると考えられる．検査項目ごとに確認しておく必要がある．

検体の前処理と核酸の抽出

遺伝子の同定・定量検査では，核酸の抽出効率と純度が以後の分析に大きな影響を及ぼす．

基本的には，検体の前処理を行うことで組織またはマトリックスから細胞を十分遊離させること，さらに，核酸以外の夾雑成分の除去に適した抽出効率の高い核酸抽出法を選択することが大切である．

常に安定した分析値を維持するために，この工程から精度管理試料を用いて検査の精度管理を行う．

詳細は，「遺伝子検査標準化の指針　2010」（日本染色体遺伝子検査学会）を参照する．

分析

(1) PCR (polymerase chain reaction)

①反応阻害

・抗凝固剤

抗凝固剤のヘパリン，EDTA（キレート剤），クエン酸，シュウ酸などが阻害の対象となる．ヘパリン以外は核酸抽出の工程で容易に取り除かれる．ヘパリンは，シリカ吸着法で除去し核酸を得る．

・核酸抽出試薬

細胞の洗浄操作に用いるリン酸，細胞溶解に用いるドデシル硫酸ナトリウム（SDS），尿素，EDTA，蛋白質変性溶解剤である塩酸グアニジン，イソチオシアン酸グアニジン，フェノール，ヨウ化ナトリウムも阻害の対象である．通常の核酸洗浄操作により取り除くことは可能である．

・検体中の共存物質

一般的に蛋白質，ヘム蛋白とその代謝産物，ポルフィリン体，酸性多糖類，抗ウイルス薬である acyclovir, gancyclovir も報告されているが，その程度や機序は不明である．

②非特異的増幅

・試薬成分として Mg^{2+}，dNTP，プライマー，DNA ポリメラーゼ，鋳型は，いずれも増量．検出感度が増加する場合がある．

・反応条件として，アニーリング温度の低下，アニーリングの時間の延伸，Mg^{2+} 濃度の上昇．

(2) 逆転写（reverse transcription；RT）反応

① PCR の反応阻害物質と同じ影響が RT 反応にも認められる．

② 逆転写反応に用いるプライマーは，続く PCR に用いるリバースプライマーを使用すると，できた cDNA は，当該遺伝子に関する検査しかできない．

③ 逆転写反応用のプライマーは，オリゴ d（T）よりランダムヘキサマープライマーのほうが cDNA の生成量が多いとの報告がある．

(3) 制限酵素断片長多型（resiriction fragment length polymorphism；RFLP）

① 部分水解のバンドの出現

この場合は，切れたバンドと切れ残ったバンドのモル比（分子量に比例した輝度を示すか）で判断する．判断を誤ると，変異がヘテロなのかホモなのか，判定を誤るので注意が必要である．．

・消化する DNA 量に対して酵素が不十分．

・DNA が多くの蛋白質を含んでいる．

・酵素専用のバッファーでない．

・酵素の不活防止剤（アルブミン）などが入っていない．

② 予測とは異なるバンドの出現

・酵素専用のバッファーでない．

・酵素量が過剰である（グリセロールの影響）．

＊こうした現象は，検体に由来する場合のほか，試薬に由来する場合もあるので，同時に操作した陽性コントロール試料と比較して判定することが大切である．

(4) 一本鎖構造多型 (single strand conformation polymorphism：SSCP)

PCR産物に対して，増幅領域内の遺伝子変異の有無を調べるために行われる．一般的に200bp以内の短い増幅断片が用いられるが，内部の塩基配列によって，至適電気泳動条件がすべて異なるといってよい．したがって，検査ごとに以下の項目について至適な条件を探す必要がある．

① ポリアクリルアミドゲルの濃度，そこに含まれるホルムアミド，グリセロールの濃度
② 電気泳動時のゲル温度
③ PCR産物の純度とゲルへのアプライ量

(5) サザンブロットハイブリダイゼーション (サザンブロットハイブリゼーションも含む)

① バックグラウンドが高い
- 転写前のメンブレンが転写液になじんでいない．
- プレハイブリダイゼーションが不完全である．
- 標識抗体添加前のブロッキングが不十分である．
- ハイブリダイゼーション後のメンブレンの洗浄条件が不適切（温度が低く，塩濃度が高い）．
- 露光時間が長い．

② 非特異バンドの出現
- DNAの転写量が多い．
- ゲノムDNAが断片化している．
- プローブの濃度が濃い．
- ハイブリダイゼーション後のメンブレンの洗浄条件が不適切（温度が低く，塩濃度が高い）．

③ バンドが検出されない
- 制限酵素の消化が不十分．
- 電気泳動での分離が悪い．
- DNAの転写量が少ない（DNAの量が少ない．DNAの断片化，変性が不十分）．
- プローブの濃度が薄い．
- ハイブリダイゼーション後のメンブレンの洗浄条件が不適切（温度が高く，塩濃度が低い）．

(6) DNAシークエンス

ジデオキシターミネータ法の場合，蛍光色素の種類により取り込みの反応性に差があり，また電気泳動の支持体で特徴的な挙動をとるので，判定には注意が必要である．必ず対照を流して電気泳動の特徴をつかんだうえで判定する．PCRダイレクトシークエンスでヘテロ接合体変異の場合は，変異アレルの塩基のピークは他の変異のないピークの半分程度になる．判読が困難な場合は，反対鎖のシークエンスを試みる．

（上野一郎）

VI

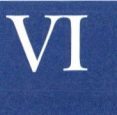

遺伝子検査の基礎技術

1 臨床検査における遺伝子検査の役割

VI 遺伝子検査の基礎技術

患者から得られる喀痰・血液・尿などの検体に含まれる核酸（DNA または RNA）を解析することにより，患者の病態を把握するための情報を得ようとするのが遺伝子検査である．遺伝子検査には，患者自身の遺伝子を検出し解析する目的で行われる遺伝子検査と，患者の体内にある病原微生物の遺伝子を検出し解析する目的で行われる遺伝子検査がある．

遺伝子検査は，解析試料となる核酸が微量であってもこれを人工的に増幅することができるので，遺伝子検査を行うことにより，診断の迅速化，高感度化が可能となる．さらに遺伝子の配列を解析することにより，従来の検査法に比較して精密な検査を行うことが可能となっている．

■ ゲノム DNA の解析

まず，ゲノム DNA の解析を目的とした遺伝子検査について述べる．

感染症検査は多くの遺伝子検査が行われている領域である．例として結核感染症の診断をあげる．従来，結核菌の検査においては，喀痰などから得られた検体を材料として培地で培養し，菌の同定を行い，そのうえで分離された菌の薬剤感受性を解析した．この場合，菌が同定されるまでに検体の採取から 1〜2 カ月の時間が必要である．それに対して，結核菌の DNA を増幅する遺伝子検査を行えば，数日間という大幅に短い期間で結核菌の存在を診断することができる．これは遺伝子検査が検査の迅速化，高感度化に貢献している例である（**図VI-1**）．

図VI-1　各種好酸菌検査の位置づけ　（『臨床検査ガイド』文光堂）

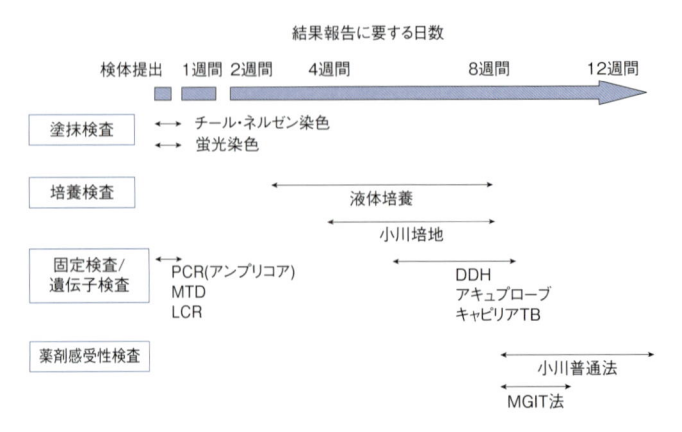

ヒトのゲノム DNA の解析については，従来，主に末梢血中の白血球あるいは特定の組織より得られる DNA が用いられてきたが，近年，目的領域の DNA を増幅することができるようになったため，非常に少ない量の DNA からの診断が可能となり，毛髪・口腔粘膜（唾液）・尿・指頭部穿刺血などから得たサンプルも使用できるようになった．現在では，遺伝疾患の診断，白血球の型である HLA typing の判定や，特定の遺伝子異常をもつ癌の診断などに利用されている．また，法医学や人類学の分野ではヒトのさまざまな組織が個人識別のために用いられている．

■ RNA の解析

RNA を対象とした遺伝子検査の目的としては RNA ウイルスの診断や癌の診断があげられる．ここでは，現在，白血病の高感度な汎腫瘍マーカーとして用いられている遺伝子検査である WT1 mRNA level の測定について述べる（**図Ⅵ-2**）．

白血病に対しては抗癌薬を用いた治療が行われるが，その際，抗癌薬によって患者体内の白血病細胞をどれだけ減らすことができたのか，患者体内の残存白血病細胞量を把握することがきわめて重要である．従来は，末梢血や骨髄から得られた標本を顕微鏡で観察することにより残存白血病細胞量を測定していた．しかしながら，このような形態学的検査での感度は低く，白血病細胞が 100 個に 1 個あるかないかを見分けることができる程度であり，抗癌薬が効いて患者体内に残存する白血病細胞がある程度減ってしまうと，それ以降は白血病細胞がなくなっているのか（この場合，患者は治癒に向かう），それとも白血病細胞は減らず逆に増えてきているのか（この場合，再発に向かう）を判断できなかった．

WT1 遺伝子はほとんどすべての白血病において高発現している遺伝子である．白血病細胞のなかには *WT1* 遺伝子から転写された mRNA が高いレベルで存在するが，正常の血液細胞のなかには WT1 mRNA は存在しない．したがって，末梢血中の血液細胞から抽出した RNA のなかに存在する WT1 mRNA の量を測定することにより，患者末梢血中に存在する白血病細胞の量を知ることができる．この方法によると，末梢血中に 10 万個に 1 個の割合で存在する白血病細胞を検出することが可能である．白血病の治療を行っている際に WT1 mRNA level を測定する

図Ⅵ-2　WT1 mRNA level の測定．白血病細胞にのみ含まれる癌遺伝子（*WT1*）の mRNA を RT-PCR 法により増幅して検出する

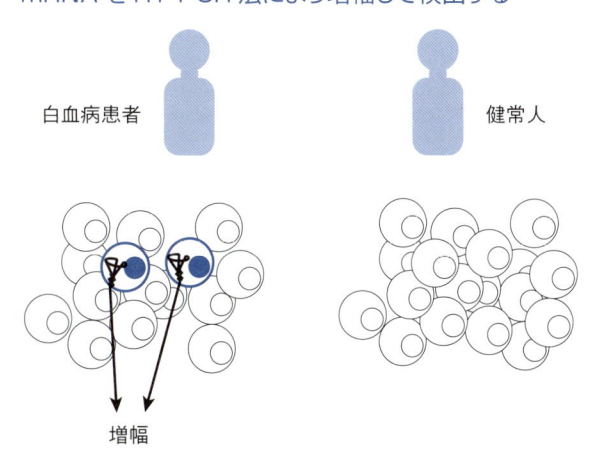

図Ⅵ-3 WT1 mRNA level の測定による抗癌薬の効果判定と白血病進行の検知

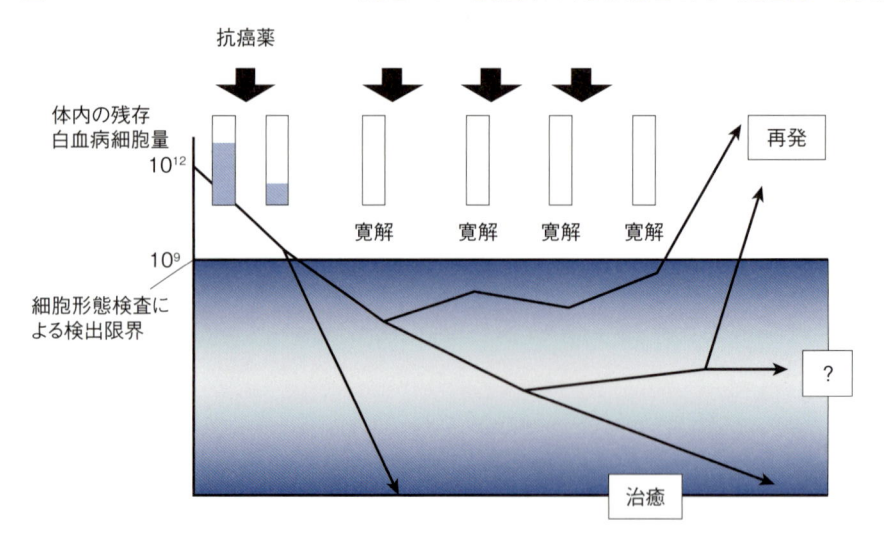

ことにより抗癌薬の効果の判定が可能になるとともに，患者の経過を観察しているなかで白血病の再発を早い段階で知ることができるようになった（**図Ⅵ-3**）．

(尾路祐介)

VI 遺伝子検査の基礎技術

2 核酸の抽出法，定量法

1 ゲノム DNA の抽出および定量

ヒトゲノム DNA の抽出を目的として口腔粘膜からの DNA の調製を行う．

実習目標

組織あるいは細胞から核酸を抽出する．

原理

細胞は主に脂質よりなる細胞膜のなかに，核酸（DNA および RNA），蛋白，脂質が含まれている．DNA の分離は，これらの物質の性質のうち水に対する親和性により行われる．すなわち，核酸は水に親和性が強く（親水性），脂質は水に対する親和性が低い（疎水性），蛋白はその中間である．そこでまず界面活性剤（脂質に対する親和性が高い）を用いて，細胞を包んでいる細胞膜を溶解する．これにまず蛋白分解酵素を作用させ，ゲノム DNA とからまりあっている蛋白を切断し，さらにこれをフェノール・クロロホルム処理することにより，親水性の核酸が溶解する水層と脂質が溶解する有機層（フェノール・クロロホルム），そしてその中間層（蛋白が含まれる）に分離する．これらのうち水層を分離し（DNA および RNA が含まれる），これに RNA 分解酵素（RNase A）を作用させて，緩やかな条件でエタノールを用いて核酸から水を奪うと DNA が沈殿する（図VI-4）．

図VI-4 DNA の分離

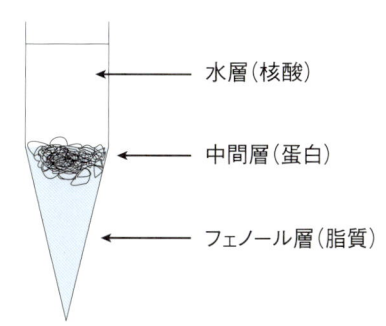

- 水層（核酸）
- 中間層（蛋白）
- フェノール層（脂質）

準備

■ ゲノム DNA の抽出

- 生理食塩液
- lysis buffer（50mM Tris-HCl pH8.0, 50mM EDTA, 50mM sucrose, 100mM NaCl）, 10% SDS, プロテアーゼ K 溶液（20mg/ml dH$_2$O）, 生理食塩液（0.9% NaCl）
- PCI（フェノール／クロロホルム／イソアミルアルコール＝25：24：1）
- 3M 酢酸ナトリウム
- エタノール
- 75％エタノール
- RNase A（10 mg/ml）
- 1.5 ml チューブ，1ml 用チップ（ブルーチップ）

■ 電気泳動用

- 1 × TAE 溶液
- 50 ml チューブ
- アガロースゲル
- ローディングバッファー
- 分子量マーカー
- エチジウムブロマイド溶液（10 mg/ml）
- dH$_2$O（オートクレーブ水）
- 電気泳動槽
- ラップフィルム

方法

①各班のなかで 1 人が 20ml の生理食塩液を口に含み，60 秒間，口を激しくゆすいだあと，その液を 50ml チューブに採取し，サンプルを 3,500rpm，10 分間遠心し，遠心後，上清を捨てる．

②うがい水からの沈殿物に 1.4ml の lysis buffer を加え，5 回ピペッティングする．

③これに，140 μl の 10% SDS（final 1%）を加え，転倒混和する（30 回）＊．

④このなかの 400 μl を 1.5ml チューブにとり（上のステップの 1 検体を 3 本のチューブに分けて以下の作業を行うことができる），これにプロテアーゼ K を 12.5 μl 加え，55℃で 30 分，インキュベーションする（ときどき転倒混和）．

＊⑪のステップのあとで同じ人からのサンプルを混ぜる．

⑤400 μl の PCI を加え，15 分間，振盪．その後，室温で 15,000rpm，1 分間遠心する．遠心後，ブルーチップを用いて，中間層をとらないように注意しながら上部の水層（約 300 μl）をとり，新しいチューブに移す．

⑥⑤の PCI 入りチューブに dH$_2$O を 100 μl 加え，激しく攪拌，遠心後，⑤の水層が入ったチューブに上清を移す（約 100 μl，合計約 400 μl

＊SDS を含むバッファーをいきなり細胞のペレットに加えると，ペレットの外側の細胞のみが溶解し，粘稠な層をつくるため，細胞の懸濁が不十分になるのを回避する．

になる).

⑦水層の量を見積もり,水層の 1/10 量の 3M 酢酸ナトリウムおよび水層の 2 倍量の冷 100%エタノールを加え,転倒混和.

⑧ 4℃で 15,000rpm,10 分間遠心し,上清を捨てる*.(チューブの底に DNA が白く付着しているのが見えるはずである.)

⑨ 500μl の 75%エタノールをチューブに加え,チューブを 4℃にて 15,000rpm,3 分間遠心する(チューブの底の DNA pellet をほぐさない).チップにて上清を捨て,3〜4 分間空気乾燥させる(乾燥させすぎない).

⑩ 20μl の dH_2O をチューブに加え,チューブを 65℃にて 10 分間インキュベーションする(DNA の溶解).チューブを室温にて 10 秒間遠心し,その後,氷上に静置する.

⑪ RNase A(10mg/ml)を 1μl 加え,37℃で 30 分間,インキュベーションする.

⑫ 溶解した DNA 1μl を別のチューブにとり,これに TE を 99μl 加え(100 倍希釈),分光光度計を用いて,260nm,280nm における吸光度(A_{260},A_{280})を測定する.

*フェノールやクロロホルムは有機廃液として廃棄する.そのまま流しで捨ててはいけない.

評価

吸光度の測定結果のうち,まず A_{260} と A_{280} をみる.

①最初に,精製したサンプル中の DNA の純度を評価する.

A_{280} は測定サンプル中に混入している蛋白などの不純物,A_{260} は測定サンプル中の核酸および不純物の和を反映している.したがって,A_{260} と A_{280} の比である A_{260}/A_{280} の値は,高いほうが DNA の純度が高いと考えられる.通常の目安は 1.3〜1.4 で,これ以上の値であれば十分不純物を取り除けていると考えてよい.

②次に,得られた DNA の収量を評価する.

濃度 50μg/ml の二本鎖 DNA の 260nm の吸光度(A_{260})は 1 である.この値を参考にして今回調製した口腔粘膜からの DNA の濃度と収量を算出せよ.

また,ヒト DNA は 5×10^7 個の細胞に約 200μg 存在する.これを利用して,今回の口腔粘膜含嗽法によってどれだけの細胞が最初に得られたことになるかを計算せよ.

③ヒト DNA を口腔粘膜より採取することは,他の検査試料(たとえば末梢血など)を用いるのに比べてどのような利点と欠点があるかを考察せよ.

2 RNAの抽出および定量

課題

細胞からRNAを抽出し定量する．

原理

acid guanidinium-phenol-chloroform（AGPC）法による．

通常の条件においては，DNAもRNAもどちらも親水性の高い物質である．そのような性質をもつDNAとRNAを分離するために工夫されたのがAGPC法である．

まずguanidium thiocyanate（GTC）でRNaseを失活させるとともに，細胞の蛋白を可溶化する．RNAを構成するリボースはDNAのデオキシリボースに比べて2位の炭素に水酸基が1つ多くある．核酸は中性条件下ではリン酸基が解離して負の電荷を帯び，この部分が水和することにより高分子コロイドとして水中に分散している．ところが酸性条件下では，リン酸基の電離平衡が会合の方向に傾き，この部分の電荷が失われるため親水性が低下する．この状態でフェノール処理を行うと脂質に加えてDNAも疎水性であるフェノール層に分配されるが，RNAはリボースの水酸基があるため水層に分配される．蛋白は中間層に分配される．こうして得られた水層（GTCを含む）にはRNAが溶解しているので，これをアルコールで塩析することによりRNAが得られる（図Ⅵ-5）．

図Ⅵ-5 AGPC法の原理

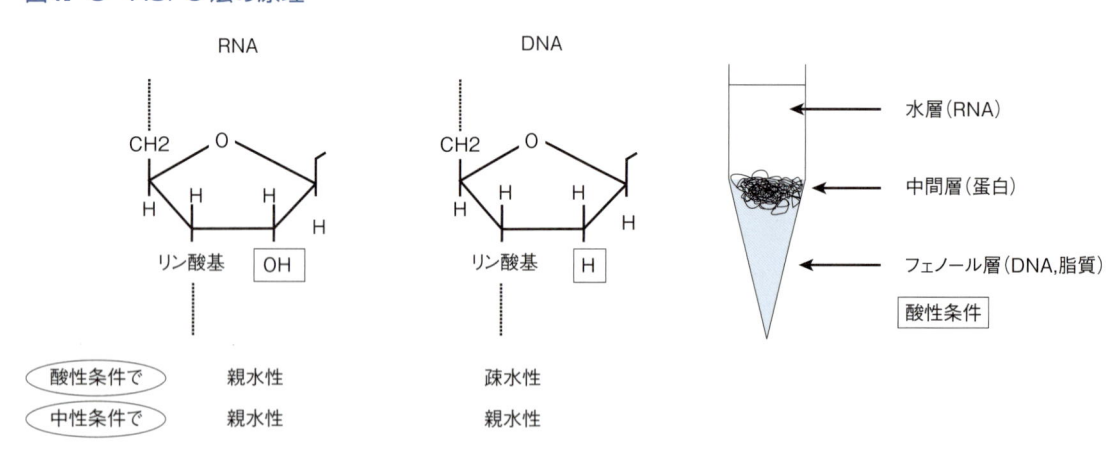

準備

- RNAの抽出試薬（ISOGENやTRIzolという商品名で市販されているので，それを利用すると便利）
- RNAを抽出する材料：培養細胞や血液細胞など（10^6個程度を目安とする）
- クロロホルム
- イソプロパノール

VI 遺伝子検査の基礎技術

・80%エタノール

操作法

① サンプルに 1 ml の ISOGEN（和光純薬工業）を加え，サンプルを溶解する．
② クロロホルム 200 μl を加え，激しく振盪する．
③ 4C で 12,000 g，15 分間遠心．
④ 水層を回収し，これにイソプロパノール（500 μl）を加え，激しく振盪する．
⑤ 4C で 12,000 g，10 分間遠心．
⑥ 上清を捨てる．
⑦ 80%エタノール 500 μl を加え，5 回程度，転倒混和．
⑧ 遠心．
⑨ 上清を捨てる．
⑩ 80%エタノール 500 μl を加え，5 回程度，転倒混和．
⑪ 上清を捨て，RNA のペレットを軽く乾燥させて dH$_2$O などの RNase を含まない水で溶解する．
⑫ OD*を測定する．

*OD：optical density（光学密度）

評価

ゲノム DNA の項目を参考に，RNA の純度と収量を評価する．
さらに，得られた RNA をアガロースゲル電気泳動すると，RNA の分解が起こっていない品質のよい RNA のサンプルでは 28S rRNA と 18S rRNA のバンドが観察される．これによってサンプルの保存の過程で RNA の分解が起こっていなかったかどうか調べることができる．図VI-6 のレーン 1 は分解の起こっていない RNA であるが，レーン 2 のサンプルは分解が起こってしまっており，品質はよくない．

図VI-6 RNA の分解

レーン 1　　2

28S rRNA
18S rRNA

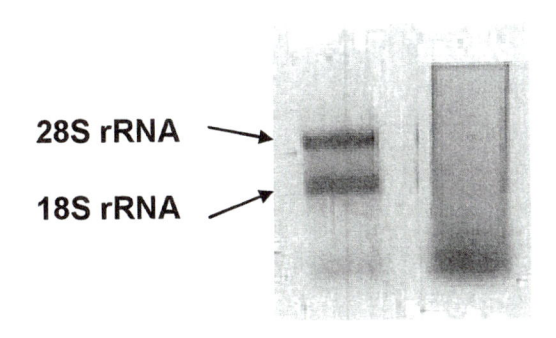

（尾路祐介）

VI 遺伝子検査の基礎技術

3 逆転写

1 cDNAの合成

課題

mRNAを鋳型にcDNAを合成する．

原理

mRNAの3'側にはRNAの4つの塩基（A, U, G, C）のうちAが連続するポリAサイトが存在する．そこで，ポリAに相補的なTが連続（15塩基程度）したDNAをプライマーとしてmRNAに相補的なcDNAを合成することができる（**図VI-7**）．

図VI-7　逆転写の原理

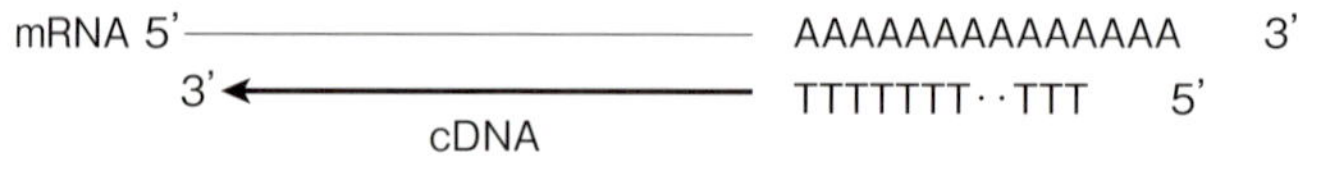

```
mRNA 5'―――――――――――――AAAAAAAAAAAAAA    3'
         3' ←――――――       TTTTTTT‥TTT    5'
                 cDNA
```

準備

RNAを扱う際は皮膚表面などに存在するRNaseによるRNAの分解を防ぐため，RNA専用のスペースで作業を扱う．また，RNAを扱うのに用いる器具，チップやチューブなどはすべてRNA専用として使用するべきである．

操作法

①蒸留水で溶解したRNA 2μgを70〜75℃で5分間加熱後，氷上で急冷する．
②下記のmixをつくる．

RNA（2μg）	Xμl
DEPC treated water or water for RNA	（12−X）μl
5 × MMLV-RT buffer	5μl
dNTP mix（2.5mM）	5μl
dT（18mer）primer（20mM）	1μl
MMLV-RT（逆転写酵素）	1μl

RNase inhibitor	1 μl
total volume	25 μl

③ 37℃で90分間反応させる．

④ 95℃で5分間加熱し，使用するまで−20℃または−80℃で保存する．

（尾路祐介）

VI 遺伝子検査の基礎技術

4 核酸の増幅法

1 PCR法によるDNAの増幅

課題

DNAをPCR法*により増幅する.

*PCR法は核酸の増幅法として最もよく利用されている.

原理

PCR法に必要なものは下記のとおりである.

鋳型（テンプレート）：増幅するもととなるDNA．二本鎖のDNAが鋳型となることが多い*.

*逆転写によりcDNAを合成し，これを鋳型にPCR反応を行う場合，RT-PCRと呼ぶ．この場合，PCRの鋳型は一本鎖のDNAである.

プライマー：約20塩基の長さの一本鎖のDNA．鋳型DNAのどこからどこまでを増幅するかを決める.

酵素：DNA複製を行う酵素で，高い温度でも失活しない．*Taq*ポリメラーゼがよく使用される.

dNTP：DNA鎖を伸ばしていく材料になる.

PCR産物：PCR反応の結果，増幅されたDNA．これはPCR反応のなかで鋳型として働く．そのためPCR産物の量は指数関数的に増加する.

■ PCRで起こっている反応

PCR反応を行う際，通常1サイクルのなかで〔変性（denature）95℃，30秒→アニーリング（annealing）55℃，30秒→伸長（extension）72℃，60秒〕と反応温度を変えて3つのステップの反応を行わせ，これを20〜40サイクル繰り返す.

変性のステップにおいては，鋳型DNA（二本鎖）が熱エネルギーによって一本鎖になる．次のアニーリングのステップでは，プライマーDNAが鋳型DNAの相補的な配列に対合する．そして伸長のステップでは，プライマーに続いて，ポリメラーゼ酵素の働きにより鋳型DNAに相補的なdNTPが取り込まれ，複製鎖が伸長していく．こうして複製されたDNAも次のステップでは鋳型DNAとなる．したがって，PCR反

応が進むにつれ，増幅されたDNAは指数関数的に増加する（**図Ⅵ-8**）．PCRではPCRチューブを**図Ⅵ-9**のようなサーマルサイクラー内のヒートブロックにセットし，ヒートブロックの温度を変化させることでチューブ内の温度をコントロールする．

図Ⅵ-8　PCR反応

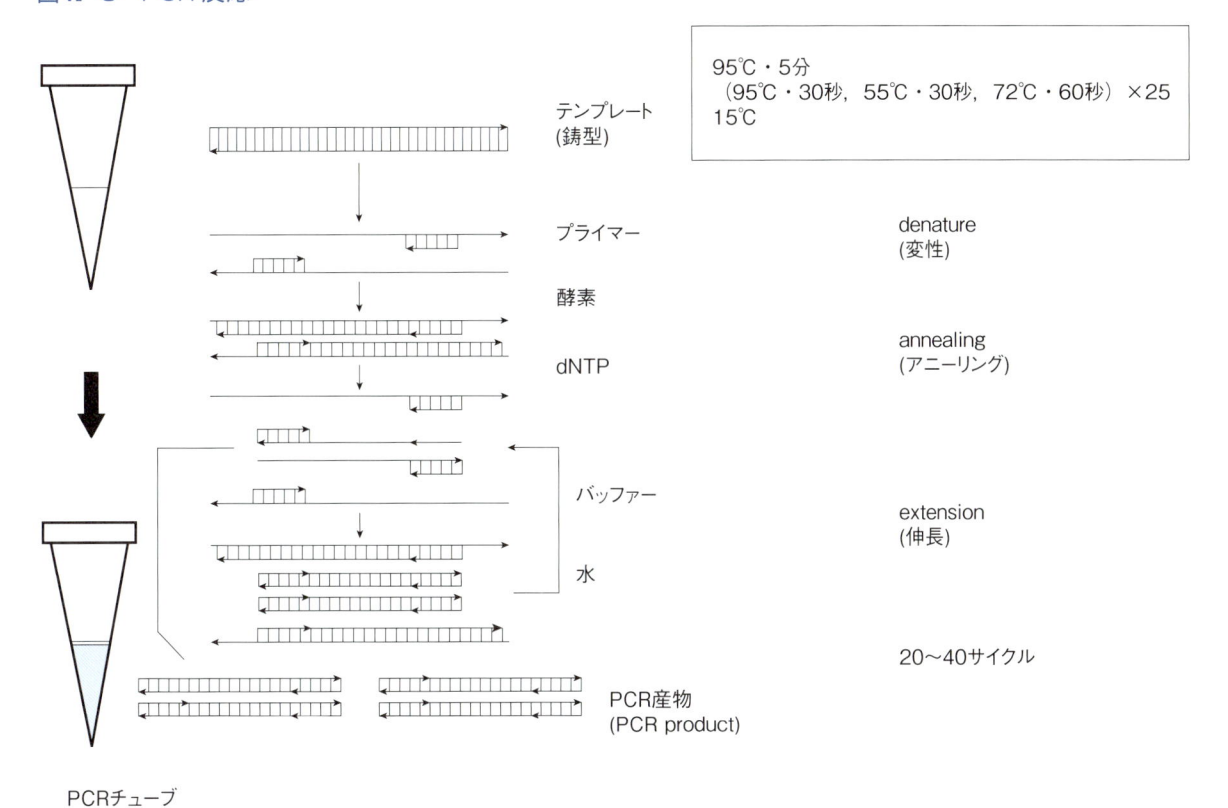

```
95℃・5分
 （95℃・30秒, 55℃・30秒, 72℃・60秒）×25
15℃
```

- テンプレート(鋳型)
- プライマー
- 酵素
- dNTP
- バッファー
- 水
- PCR産物 (PCR product)

PCRチューブ

- denature (変性)
- annealing (アニーリング)
- extension (伸長)
- 20～40サイクル

図Ⅵ-9　サーマルサイクラー

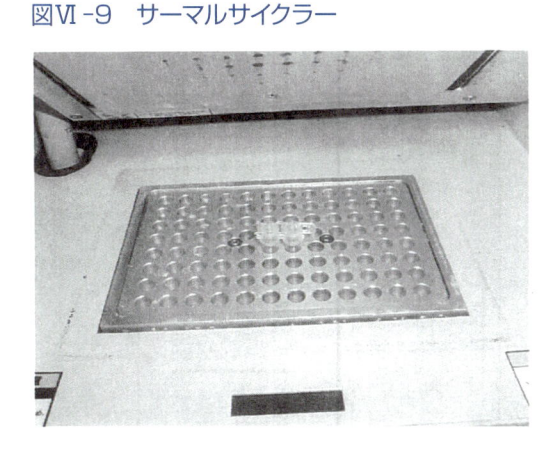

■ プライマーの設計

まず，鋳型となるDNAのどこからどこまでを増幅するのかを決定する．一般に，増幅する長さは短いほうが効率がよい（目安は100～600塩基）．ただ，目的によっては数kbpの長さのDNAを増幅することもある．プライマー設計の基本となる条件は下記のとおりである．

*Tm：melting temperature（融解温度）

- プライマーの長さ：18〜25塩基
- Tm*：55〜65℃
- GC含量：40〜60%
- T/Cの連続（polypyrimidine）は避ける
- A/Gの連続（polypurine）は避ける
- プライマーペアーのTm温度がほぼ同じ
- 他の遺伝子に似た（ホモロジーのある）部位がない……BLAST検索（http://www.ncbi.nlm.nih.gov/BLAST/）でプライマーの特異性を確認する.
- プライマー内部およびプライマー間での3 base以上の相補的配列を避ける. また, primer 3（http://www-genome.wi.mit.edu/ftp/distribution/software/）などのソフトを使用するとプライマーの設計が便利である.

次にGAPDHの塩基配列を示す. このなかでプライマーとして上の条件を満たす配列を決めてみよ.

＜GAPDH遺伝子の塩基配列＞

```
   1  gttcgacagt  cagccgcatc  ttcttttgcg  tcgccagccg  agccacatcg  ctcagacacc
  61  atggggaagg  tgaaggtcgg  agtcaacgga  tttggtcgta  ttgggcgcct  ggtcaccagg
 121  gctgctttta  actctggtaa  agtggatatt  gttgccatca  atgacccctt  cattgacctc
 181  aactacatgg  tttacatgtt  ccaatatgat  tccacccatg  gcaaattcca  tggcaccgtc
 241  aaggctgaga  acgggaagct  tgtcatcaat  ggaaatccca  tcaccatctt  ccaggagcga
 301  gatccctcca  aaatcaagtg  gggcgatgct  ggcgctgagt  acgtcgtgga  gtccactggc
 361  gtcttcacca  ccatggagaa  ggctggggct  catttgcagg  ggggagccaa  aagggtcatc
 421  atctctgccc  cctctgctga  tgcccccatg  ttcgtcatgg  gtgtgaacca  tgagaagtat
 481  gacaacagcc  tcaagatcat  cagcaatgcc  tcctgcacca  ccaactgctt  agcacccctg
 541  gccaaggtca  tccatgacaa  ctttggtatc  gtggaaggac  tcatgaccac  agtccatgcc
 601  atcactgcca  cccagaagac  tgtggatggc  ccctccggga  aactgtggcg  tgatggccgc
 661  ggggctctcc  agaacatcat  ccctgcctct  actggcgctg  ccaaggctgt  gggcaaggtc
 721  atccctgagc  tgaacgggaa  gctcactggc  atggccttcc  gtgtcccac   tgccaacgtg
 781  tcagtggtgg  acctgacctg  ccgtctagaa  aaacctgcca  aatatgatga  catcaagaag
 841  gtggtgaagc  aggcgtcgga  gggcccctc   aagggcatcc  tgggctacac  tgagcaccag
 901  gtggtctcct  ctgacttcaa  cagcgacacc  cactcctcca  cctttgacgc  tggggctggc
 961  attgccctca  acgaccactt  tgtcaagctc  atttcctggt  atgacaacga  atttggctac
1021  agcaacaggg  tggtggacct  catggcccac  atggcctcca  aggagtaaga  ccctggacc
1081  accagcccca  gcaagagcac  aagaggaaga  gagagaccct  cactgctggg  gagtccctgc
1141  cacactcagt  cccccaccac  actgaatctc  ccctcctcac  agttgccatg  tagccccttt
1201  gaagagggga  ggggcctagg  gagccgcacc  ttgtcatgta  ccatcaataa  agtaccctgt
1261  gctcaacc
```

*GAPDH遺伝子：解糖系の主要酵素であるglyceraldehyde 3-phosphate dehydrogenase (GAPDH) はhouse keeping geneである. 生物のほとんどすべての細胞において高いレベルでしかもほぼ同等のレベルで発現していると考えられる. そのため, PCR時のポジティブコントロールとしてよく使用される. ウエスタンブロットで蛋白の発現レベルを複数のサンプルで比較する際もinternal controlとしてよく用いられる.

実習目的 DNAの増幅方法として一般的な手法となっているPCR法を実習する. 今回はGAPDH遺伝子*を増幅する. その際, PCR反応のサイクル数を変化させ, サイクル数がPCR反応に与える影響について学習する.

VI 遺伝子検査の基礎技術

材料

テンプレート（鋳型）：今回は cDNA を鋳型とする．悪性リンパ腫由来細胞株 Jurkat 細胞（他のもので代用してよい）より RNA を抽出し，total RNA $2\mu g$ より dT primer および逆転写酵素を用いて cDNA を合成した．それを dH_2O で 10 倍希釈したものをテンプレートとして用いる．

PCR プライマー：DNA 合成機によって下記の配列を合成した．
- GAPDH (sense primer)　　　5'- gcc aaa agg gtc atc atc tc -3'
- GAPDH (antisense primer)　5'- gta gag gca ggg atg atg ttc -3'

PCR プライマーの Tm を計算してみよう

sense	A	T	G	C	Tm=	℃
antisense	A	T	G	C	Tm=	℃

簡易式　Tm（℃）＝ $2 \times (A + T) + 4 \times (G + C)$

前ページの GAPDH mRNA の complete code の塩基配列を参照して PCR product の長さを求めなさい．

プロトコール

・PCR ミックスの作製

PCR ミックス	4tube 分	(final conc.)
dH_2O	$62.5\mu l$	
10 × PCR buffer	$10\mu l$	(× 1)
2mM dNTP	$12.5\mu l$	$(250\mu M)$
$10\mu M$ GAPDH-sense primer	$5\mu l$	$(0.5\mu M)$
$10\mu M$ GAPDH-antisense primer	$5\mu l$	$(0.5\mu M)$
TaqGold	$1\mu l$	
合計	$96\mu l$	

PCR ミックスを 4 等分（$23.5\mu l$/well）し，そこに cDNA 溶液（10 倍希釈したもの）を $1.5\mu l$ 添加し，PCR を行う

・ポジティブコントロール（PCR で増幅されるはずのもの）：今回増幅している GAPDH そのものがポジティブコントロールである．

・ネガティブコントロール（PCR で増幅されないはずのもの）：テンプレート cDNA の代わりに dH_2O を用いる→今回は 25 サイクルで行う．

PCR 条件

サーマルサイクラー（3 台同時に使用する）で下記の条件に設定し PCR を行う．

・サイクル数の設定

(A) 95℃, 10 分→（95℃ 30 秒, 60℃ 30 秒, 72℃ 30 秒）× 15 サイクル
(B) 95℃, 10 分→（95℃ 30 秒, 60℃ 30 秒, 72℃ 30 秒）× 20 サイクル
(C) 95℃, 10 分→（95℃ 30 秒, 60℃ 30 秒, 72℃ 30 秒）× 30 サイクル

＊実習に時間の余裕があればアニーリングの温度を変化させて PCR を行ってみる．

図Ⅵ-10

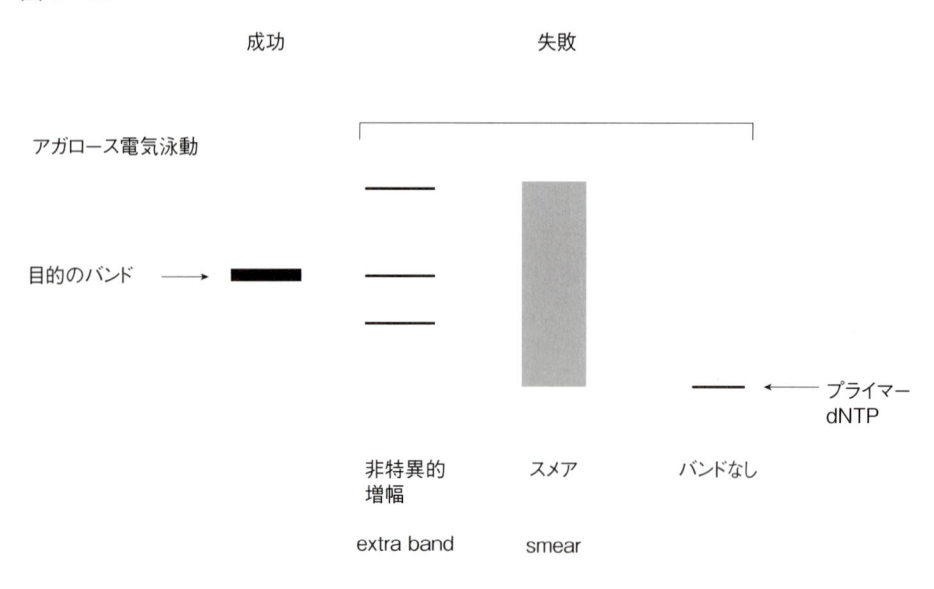

	成功	失敗		

アガロース電気泳動

目的のバンド →

非特異的増幅　スメア　バンドなし
extra band　smear

← プライマー
　dNTP

*方法は次項にて説明する．

アガロース電気泳動　PCRサンプル7μlと10×サンプルバッファー1.5μlをミックスし，1.5%アガロースゲルで泳動する（100mA，25分）．ゲルイメージを撮影する．

結果　図Ⅵ-10を参考に，下記の項目について実習の結果を考察せよ．
・PCRが成功しているかどうかについて判定せよ．
・アニーリング温度およびサイクル数のPCRの条件がGAPDHの増幅に与える影響を述べよ．

（尾路祐介）

VI 遺伝子検査の基礎技術

5 核酸の検出法

原理 核酸の電気泳動では，サンプルをゲルのくぼんだ部分（ウェルと呼ぶ）にアプライしたあとに電気泳動を行い，長さに応じて核酸を分離する方法である（**図VI-11**）．

図VI-11 核酸の検出法

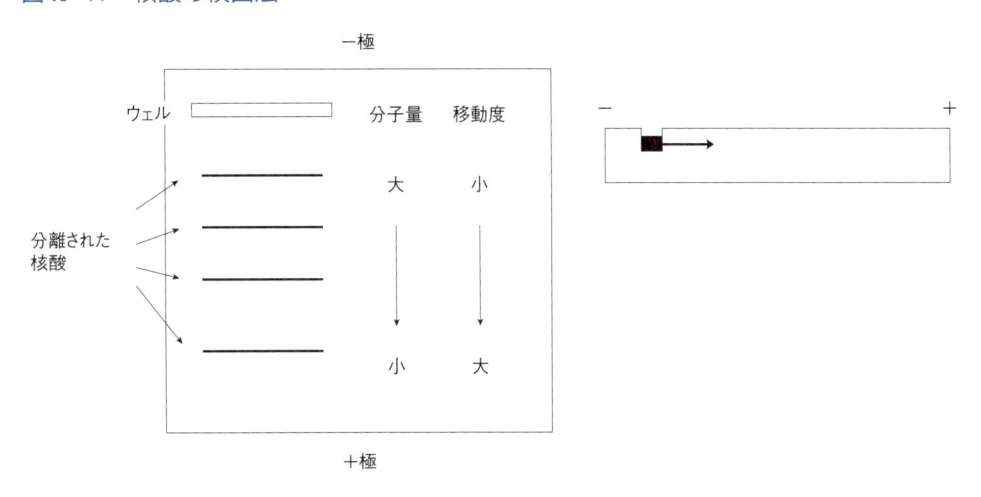

二本鎖DNAでは**図VI-12**のように塩基同士は水素結合をするため，塩基の電荷は互いに打ち消され，分子全体としての電荷はリン酸基の負電荷のみになる．さらに，リン酸基の個数はDNAの塩基数に比例するため，すべてのDNA分子は塩基あたり一定の力で陽極に引かれる．

図VI-12

さらに電気泳動において，電気泳動度（電気泳動によって同じ時間あたりに移動する距離）はDNAの形により影響を受ける．ゲルの中を移動する際，環状のDNAはゲルマトリクスの隙間を移動しやすいが，直鎖状のDNAはゲルマトリクスとの相互作用が大きく，同じ塩基数のDNAであっても同じ時間あたりの電気泳動度は環状のDNAのほうが大きくなる．

電気泳動を行うゲルとしては，数百bp～数kbpのDNAを電気泳動する際にはアガロースゲルがよく用いられる．100bp以下の短いDNA断片の検出にはポリアクリルアミド電気泳動が用いられる．

●アガロース電気泳動

分離するDNAのサイズによってアガロースゲルの濃度を調節する．

分離するDNAのサイズ (bp)	アガロースゲルの濃度 (w/v%)
100～2,000	2
200～3,000	1.5
400～6,000	1.2
500～7,000	1
800～10,000	0.7

準備
- アガロースゲルの作製：アガロースの濃度，泳動バッファー，EtBr（エチジウムブロマイド）
- サンプルのローディング：ローディングバッファー，パラフィルム，ローディングの仕方
- サンプル：プラスミド，（サイズマーカー）
- マイクロピペッタ*
- 電気泳動槽
- 20×TAEバッファー*

    Tris　96.8g

    酢酸　28ml

    Na_3EDTA　15.8g

    以上に純水を加え全体で1,000 mlとする．
- 10×ローディングバッファー

    1% SDS

    50% glycerol

    0.05% bromophenol blue

*マイクロピペッタ：チップと密着させる．ゆっくり吸う．量を目視で確認せよ．ピペッタを寝かせない．

*1×TAEバッファーを準備するには，20×TAEバッファー1容量に対して脱イオン水を19容量加えて混和する．

*やけどに注意（必ず軍手をはめること）．

*泳動バッファーを入れすぎないこと．ゲルが浸ればよい．バッファーが多すぎるとゲルではなくバッファーの中を電流が流れるのでDNAの電気泳動がなかなか進まない．

操作

agarose S 1%ゲルを2班で1枚作製する（agarose S 0.5g, 1×TAE 50ml 1mg/ml, EtBr 5μl）．

①1×TAE泳動バッファーを泳動層に入れ，ゲルを浸す*．

② DNA サンプル量 (9μl) の 9 分の 1 量の 10×ローディングダイ*(1μl) を DNA 液に加えてピペッティングで混和後，ゲルのウェルにアプライする．
③ 100V で 20 分間泳動する*．
④ ゲルをトランスイルミネータにのせて UV を照射し，ゲルのイメージを写真撮影する

*ローディングダイの役割は，サンプルを沈めることと，電気泳動した際に泳動度を見えるようにすることである．沈めるために比重の大きなグリセロールが含まれている（だからドロッとしている）．また，青い色素である bromophenol blue (BPB) が含まれている．

*感電に注意!

*泳動開始時，アプライしたサンプルが予定した方向へ流れていることを確認する．

●ポリアクリルアミド電気泳動

分離する DNA のサイズによってゲルのアクリルアミド濃度を調節する．

分離する DNA のサイズ (bp)	アクリルアミド濃度 (%)
10～100	20
40～200	12
60～400	8
80～500	5
100～1,000	3.5

準備

・20×TBE バッファー*

Tris	121g
EDTA-3Na	8.24g
ホウ酸	60g

純水を加えて 1,000 ml にする．

*1×TBE バッファーを準備するには，20×TBE バッファー 1 容量に対して脱イオン水を 19 容量加えて混和する．

操作

ゲルの作製

① スラブゲル用泳動ガラス板をよく洗浄し，脱イオン水で洗浄したあと，エタノールでガラス表面をよく拭く．
② 分離する DNA の長さに応じた濃度のアクリルアミド溶液を調製する．

30% アクリルアミド溶液を用いて 6% の濃度のアクリルアミドゲルを作製するときの組成は下記のとおりである（これで，ミニスラブゲル 2 枚分になる）．

30% アクリルアミドストック	4ml
10% APS	0.5ml
20×TBE バッファー	1ml
純水	14.5ml
合計	20ml

氷上で冷やしておけばゲルがゆっくり固まる．
③ この溶液に TEMED 3μl を加えて，ただちにガラス板の間に流し込み，これにコームを差し込む．
④ ゲルが固まったらコームを抜き，泳動槽にゲル板をセットする．

*アクリルアミド溶液のストックとして，アクリルアミドと N,N'-メチレンビスアクリルアミドがすでに混合されたものが市販されているので便利である．

⑤サンプルをのせる前に 20V の定電圧で 30 〜 60 分間電気泳動する．
⑥ 0.1 〜 1.0 μg の DNA 溶液に 10 ×ローディングバッファーを加え，ウェルにアプライする．
⑦ 100（〜 200）V の定電圧で，色素が適当な位置にくるまで電気泳動する．

●核酸検出法

原理 エチジウムブロマイドは二本鎖 DNA の鎖の間に入り込み，UV 光で照射されることにより蛍光を発する．

操作

■ アガロースゲル電気泳動

上記のように最初からゲルにエチジウムブロマイド*を加えているときは，そのままゲルを UV 照射器を用いて DNA のバンドを観察する（あるいは写真撮影する）．ゲルにエチジウムブロマイドを加えていないときは，泳動終了後，1 × TAE にエチジウムブロマイドを 1 〜 2 μg/ml の濃度で加えたものに 20 〜 30 分間程度浸して染色したあと，ゲルを UV 照射器を用いて DNA のバンドを観察する．近年，エチジウムブロマイドの代わりに SYBR-Green などの商品名で蛍光試薬が市販されている．これを用いると泳動した DNA の検出感度は向上する．

■ ポリアクリルアミド電気泳動

エチジウムブロマイド*で染色するためには，泳動終了後，ゲル板の一方を外し，ゲルをエチジウムブロマイド液に漬け，15 〜 30 分間放置したあと，UV 照射器を用いて DNA のバンドを観察する（あるいは写真撮影する）．エチジウムブロマイドの代わりに銀染色を行えば，感度よく DNA を検出することが可能である．

*エチジウムブロマイドには発癌作用があるので，取り扱い時は必ずプラスチックグローブを着用する．さらに，エチジウムブロマイド溶液を廃棄する際にはフィルタで吸着後，破棄する．

図Ⅵ-13 電気泳動度は DNA の形に影響を受ける

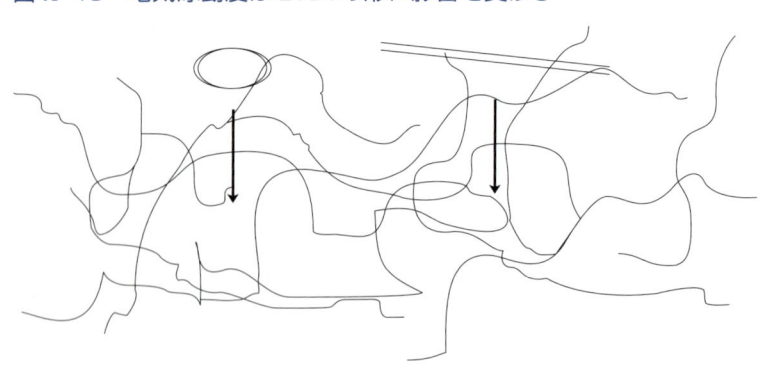

（尾路祐介）

VII

遺伝子検査の応用

VII 遺伝子検査の応用

1 PCR増幅産物の精製法

予習項目

① 核酸の物理化学的性質，特に有機溶媒や水溶液への溶解性
② 溶液のpHとDNA鎖中のリン酸基の解離

実習目標

① PCR増幅産物の各種精製法の基本原理とその特徴を理解する．
② PCR増幅産物の精製の目的を理解する．
③ PCR増幅産物の精製に必要な基本的な手技を習得する．

課題

PCR後の反応溶液中に残存する過剰のプライマーやそのダイマーが，精製操作により除去されていることを確認するとともに，目的のPCR増幅産物の回収量を調べる．

基本的事項

PCR後の反応溶液中には，目的とする増幅産物以外にプライマーあるいはそのダイマー，未反応のdNTP，dNTP由来のピロリン酸やヌクレオチド，塩類，DNAポリメラーゼなどが含まれている．これらの成分は，その次の反応，たとえばPCR産物のラベリング，制限酵素による消化，ライゲーション，シークエンスなどの反応に影響を与えることがある．PCR後の共存成分を目的の増幅産物から分離する方法には，**沈殿法**，**吸着法**および**限外濾過法**などの方法がある．これら3つの方法は，PCR後の反応液を直接用いて精製するものであるが，目的とする増幅産物以外に非特異的な増幅産物が共存する場合（特に非特異的増幅産物のサイズが目的の増幅産物と近似している場合，あるいはそれより大きい場合）には，アガロース電気泳動後にゲルから目的バンドを切り出し，それを用いてPCR産物の精製を行う必要がある．その場合にもこれらの方法が用いられる．

以下に代表的な精製法の基本原理，必要器具・試薬ならびに操作手順を示す．

1 沈殿法

DNAと共存物質の物理化学的な特性（溶解性）の差を利用して目的とするDNA断片を分離精製する方法である．一般的に利用されている方法としては，①塩類存在下でエタノールやイソプロパノールなどを添加してDNAを沈殿させる方法（**エタノール沈殿法／イソプロパノール沈殿法**），②塩類存在下で高分子アルコールのポリエチレングリコールを添加してDNAを沈殿させる方法（**PEG沈殿法**）などがある．いずれも目的のDNA断片をアルコール類と塩で塩析する方法である．これらの方法は比較的簡便な方法であるが，それぞれ長短がある．エタノール沈殿法やイソプロパノール沈殿法では，dNTPや塩類はある程度除去できるが，プライマーやプライマーダイマーはほとんど除去できない．PEG沈殿法ではサイズの小さいDNA断片（数百bp程度）がほとんど回収できない．また，精製しようとする反応液中にRNAが共存する場合には，エタノール沈殿法やイソプロパノール沈殿法ではRNAはDNAとともに沈殿するため除去できないが，PEG沈殿法ではRNAは上清に残るため除くことができる．

A. エタノール沈殿による PCR 産物の精製

試薬の調製

① 6M 酢酸アンモニウム（pH 7.4）：酢酸アンモニウム（分子量 77.08）46.2 gを精製水約 70ml に完全に溶解し，酢酸で pH を 7.4 に調整後，精製水で 100ml にメスアップする．溶液は濾過滅菌する．

② 冷エタノール：エタノール（特級：99.5％）を氷中で保存しておく．

③ 冷 70％エタノール：エタノール 70ml と精製水 30ml を混和し，氷中で保存しおく．

④ 1M Tris-HCl（トリス塩酸緩衝液, pH 8.0）：Tris base（分子量 121.14）12.1g を約 80ml の精製水に溶解し，塩酸約 4ml を加える．この溶液を 6 N 塩酸で pH 8.0 に調整し，全量を 100ml にメスアップする．オートクレーブで滅菌し，室温保存する．

⑤ 0.5M EDTA（pH 8.0）：水酸化ナトリウム 2g を約 80ml の精製水に溶解し，これに EDTA·2Na（分子量 372.24）18.6g を加えスターラで攪拌しながら溶解する．5N 水酸化ナトリウムで pH を 8.0 に調整後，全量を 100ml とする．オートクレーブで滅菌後，室温に保存する．

⑥ TE（EDTA 含有トリス塩酸緩衝液, pH 8.0）：1M Tris-HCl（pH 8.0）1ml, 0.5M EDTA（pH 8.0）0.2ml を精製水に溶解して 100ml とする．オートクレーブで滅菌後，室温保存する．

操作法

① 1.5ml プラスチックチューブに PCR 後の反応液を入れ，その 1/2 倍量の 6M 酢酸アンモニウム（pH 7.4）を加える（3M 酢酸ナトリウム pH 5.3 の場合は 1/10 倍量を加える）．

＊未反応の dNTP の除去には，酢酸ナトリウムよりも酢酸アンモニウムが適している．

*相対遠心力（g）は，地上の重力を1としたときに遠心中にその何倍の重力がかかるかを表したもので，回転数と回転半径から以下のように計算される．

$g = 1.118 \times 10^{-5} \times N^2 \times r$

〔N＝回転数／分 (rpm)，r＝回転半径 (cm)〕

② この混合液に2.5倍量の冷エタノール（イソプロパノールの場合は等量）を加え，混和後，すぐに-20℃に30分間以上静置する．

③ 冷却遠心機（4℃）で13,000 g，10分間遠心し，上清をデカンテーションあるいはマイクロピペットで除去する．

④ 冷70%エタノールを200 μl 加え，軽く転倒混和して13,000 g，2分間遠心し，上清を同様に除去する．

⑤ 13,000 gで数秒遠心（スピンダウン）し，マイクロピペットで上清を完全に除去する．あるいはチューブの口を下にして立てて自然乾燥させる．

⑥ TEを50 μl 程度（最初のPCR産物量と同量）加え，マイクロピペットで溶液を出し入れして撹拌する．PCR産物を濃縮したいときは，適宜，溶解するTEの量を少なくする．

⑦ 回収されたDNA溶液の一部をとって，電気泳動で確認し，以後の実験に用いる．

B. ポリエチレングリコール沈殿によるPCR産物の精製

試薬の調製

① 20% PEG/2.5M NaCl溶液：ポリエチレングリコール8000を20g秤量し，スターラーで撹拌しながら精製水約60mlに溶解する．ポリエチレングリコールが完全に溶解したら，さらに塩化ナトリウム14.6gを加え，精製水で全量を100mlにメスアップする．オートクレーブで滅菌後，室温で保存する．

② 冷70%エタノール：エタノール70mlと精製水30mlを混和し，氷中で保存しておく．

③ TE（EDTA含有トリス塩酸緩衝液, pH 8.0）：1M Tris-HCl（pH 8.0）1ml, 0.5M EDTA（pH 8.0）0.2mlを精製水に溶解して100mlとする．オートクレーブで滅菌後，室温保存する．

操作法

① 1.5mlプラスチックチューブにPCR後の反応液を入れ，その1/2倍量の20% PEG/2.5M NaCl溶液を加える．

② 4℃で少なくとも30分〜1時間静置する．

③ 冷却遠心機（4℃）で13,000 g，20分間遠心し，上清をマイクロピペットで除去する．

④ 冷70%エタノールを500 μl 加え，軽く転倒混和して13,000 g，2分間遠心し，上清をマイクロピペットで除去する．

⑤ 13,000 gで数秒遠心（スピンダウン）し，マイクロピペットで上清を完全に除去する．あるいはチューブの口を下にして立てて自然乾燥させる．

⑥ TEを50 μl 程度（最初のPCR産物量と同量）加え，マイクロピペットで溶液を出し入れして撹拌する．PCR産物を濃縮したいときは，

適宜，溶解する TE の量を少なくする．
⑦回収された DNA 溶液の一部をとって，電気泳動で確認し，以後の実験に用いる．

2 吸着法

核酸がカオトロピック塩（グアニジンチオシアン酸塩など）の存在下で，グラスファイバーやシリカ膜などに特異的に吸着することを利用して，PCR 後の反応溶液から目的の DNA 断片を分離精製する方法である．PCR 後の反応液に高塩濃度の溶液を添加してカラムに DNA を吸着させ，洗浄液で共存物質を洗い流したあとに低塩濃度の溶出液で目的の増幅産物を回収する．この方法は，残存するプライマーやそのダイマー，未反応の dNTP やその他の低分子ヌクレオチド，塩類，酵素蛋白質をほぼ完全に除去することができる．200bp までの DNA 断片であれば回収率は 90％以上であるが，100bp 以下の低分子 DNA では回収率が極端に低下する．現在，さまざまなメーカーから PCR 産物の精製キット*として市販されている．

*代表的なものとして，SUPREC-PCR（タカラバイオ社），MiniElute PCR Purification Kit（キアゲン社），High Pure PCR Purification Kit（ロシュアプライドサイエンス社），Wizard PCR Preps DNA Purification System（プロメガ社）などがある．

試薬の調製

市販キット High Pure PCR Purification Kit（ロシュアプライドサイエンス社）を使用する．本キットにはフィルタチューブおよび回収チューブのほかに以下の試薬が含まれている（図Ⅶ-1）．

① binding buffer（結合バッファー）：3M グアニジンチオシアネート，10mM Tris-HCl（pH 6.6），5%エタノール（v/v）
② wash buffer（洗浄バッファー）：開封後 40ml のエタノールを加えて使用する．使用液には 20mM NaCl，2mM Tris-HCl（pH 7.5），80%エタノール（v/v）が含まれる．
③ elution buffer（溶出バッファー）：10mM Tris-HCl（pH 8.5）

図Ⅶ-1　吸着法による PCR 産物の精製に用いるフィルタチューブと回収チューブ

市販キット High Pure PCR Purification Kit（ロシュアプライドサイエンス社）に添付されているフィルタチューブおよび回収チューブを示す．グラスファイバーが装着されたフィルタチューブを回収チューブ内に挿入して使用する

吸着フィルタ

吸着フィルタに捕捉された増幅産物は，低塩濃度の溶離液により，別の回収チューブに溶出される

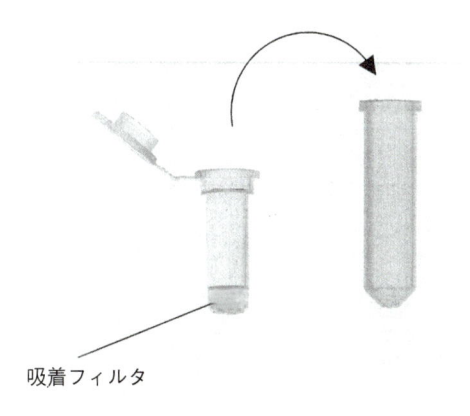

a：フィルタチューブ（左）と回収チューブ（右）　　b：フィルタチューブがセットされた回収チューブ

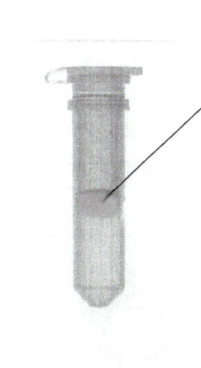

操作法

① PCR 後の反応液の総量を TE あるいは滅菌精製水で 100μl に調整し，1.5ml プラスチックチューブに入れる．このとき，ミネラルオイルが混入しても問題ない．

② これに binding buffer を 500μl 入れてよく撹拌する．回収チューブにフィルタチューブを差し込み，この溶液をフィルタチューブ内にマイクロピペットで分注する．

③ 室温で 13,000 g 以上の最高回転数で 30 秒～1 分間遠心する．

④ 回収チューブからフィルタチューブを取り出し，回収チューブに溶出した溶液を捨て，再びフィルタチューブを回収チューブに差し込む．

⑤ wash buffer 500μl をフィルタチューブに分注し，室温で 13,000 g 以上の最高回転数で 30 秒～1 分間遠心する．

⑥ ④と同様に回収チューブからフィルタチューブを取り出し，回収チューブに溶出した溶液を捨て，再びフィルタチューブを回収チューブに差し込む．

⑦ wash buffer 200μl をフィルタチューブに分注し，室温で 13,000 g 以上の最高回転数で 30 秒～1 分間遠心する．

⑧ フィルタチューブを新しい 1.5ml プラスチックチューブに乗せ換え，100μl の elution buffer を入れ，13,000 g 以上の最高回転数で 30 秒～1 分間遠心する．増幅産物のサイズが小さい場合などは回収率が低下するので，ここで入れる elution buffer の量を少なくする．

⑨ この溶液中には微量のグラスファイバーが含まれており，これが次に行う酵素反応（制限酵素による DNA 消化など）に影響を与えることがあるので，フィルタチューブを取り外したあとに再び 13,000 g 以上の最高回転数で 30 秒～1 分間遠心して，上清をマイクロピペットで回収する．

⑩ 回収された DNA 溶液の一部をとって，電気泳動で確認し，以後の実験に用いる．

3 限外濾過法

PCR 後の反応液に存在する成分の分子量の差を利用して目的の DNA 断片を分離精製する方法である．この方法も残存するプライマーやそのダイマー，未反応の dNTP やその他の低分子ヌクレオチド，塩類をほぼ完全に除去することができる．処理の過程で増幅産物の精製と濃縮を同時に行える利点もある．しかし，カラムからの溶出はアプライされた試料成分の分子量にのみ依存するため，高分子の酵素蛋白質（DNA ポリメラーゼなど）を除去することはできない．また，吸着法と同様に，100bp 以下の低分子 DNA では回収率が極端に低下する．この方法もさまざまなメーカーから PCR 産物の精製キット*として市販されている．

*代表的なものとして，SUPREC-02（タカラ社），マイクロコン YM-10/YM-30（日本ミリポア社），High Pure 96 UF Cleanup Kit（ロシュアプライドサイエンス社），MicroSpin Columns（GE ヘルスケアバイオサイエンス社），ナノセップ 10K/30K（日本ポール社）などがある．

試薬の調製

市販キット SUPREC-02（タカラ社）を使用する．本キットにはフィルタつきカップおよび遠心チューブがセットされている（図Ⅶ-2）．

① TE（EDTA 含有トリス塩酸緩衝液，pH 8.0）：1M Tris-HCl（pH 8.0）1ml，0.5M EDTA（pH 8.0）0.2ml を精製水に溶解して 100ml とする．オートクレーブで滅菌後，室温保存する．

図Ⅶ-2　限外濾過法による PCR 産物の精製に用いるフィルタつきカップと遠心チューブ

市販キット SUPREC-02（タカラ社）に添付されているフィルタつきカップおよび遠心チューブを示す．限外濾過膜が装着されたフィルタつきカップを遠心チューブに挿入して使用する

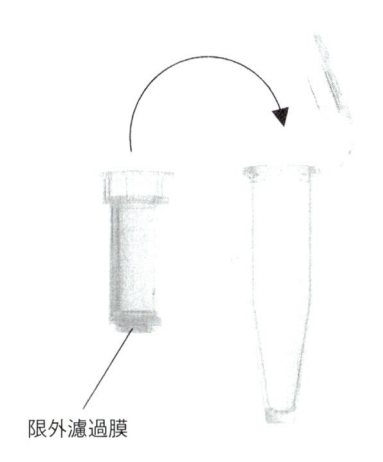

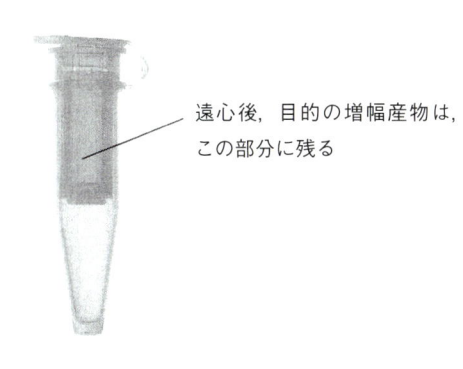

遠心後，目的の増幅産物は，この部分に残る

限外濾過膜

a：フィルタつきカップ（左）と遠心チューブ（右）　　b：フィルタつきカップがセットされた遠心チューブ

操作法

① PCR の反応液にミネラルオイルを重層した場合には，オイルをマイクロピペットでできるかぎり除いておく．また，この方法では溶存する高分子蛋白質（酵素など）は除去できないので，必要であれば，あらかじめフェノール／クロロホルム抽出，エタノール沈殿を行っておく．

② PCR 後の反応液を別のチューブに移し，TE を加え，全量を 400μl にメスアップする．

③ ②の全量をフィルタつきカップに移し，室温で 1,500 g，約 8 分間遠心分離する[*1]．

④ 遠心チューブに溶出した濾液を除いたあと，フィルタつきカップに TE を加え，約 400μl にメスアップする．

⑤ 室温で 1,500 g，約 8 分間遠心分離する[*1]．

⑥ ④と⑤の操作を繰り返す[*2]．

⑦ フィルタつきカップ内に残った DNA 溶液の一部をとって，電気泳動で確認し，以後の実験に用いる．

[*1] ①のステップでフェノール／クロロホルム抽出，エタノール沈殿を行った場合には，遠心時間は 2〜4 分間で十分である．

[*2] ただし，最後の遠心はフィルタつきカップ内の DNA 溶液が適当量になるまで続ける．長時間遠心すれば DNA 溶液量は低下し濃縮される．

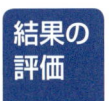

結果の評価

PCR 産物の精製効率（回収率）は増幅断片のサイズにより著しく異なる．そこで，あらかじめ使用する精製方法で PCR 増幅産物がどの程度精製，回収されるか予備実験を行う必要がある．同一の PCR 増幅産物を試料として精製前後の増幅産物をアガロースあるいはポリアクリル

アミドゲルで電気泳動し,適当な染色液(エチジウムブロマイド,SYBR-Green など)で染色し,プライマーやそのダイマーの有無を確認する.感度の高い銀染色を行えば,共存するプライマーやそのダイマー,微量の非特異増幅産物が容易に確認できる.

(奥宮敏可)

2 制限酵素処理法

VII 遺伝子検査の応用

基本的事項

細菌などの原核生物が自己防衛のためにもつ酵素で，異種の細菌あるいはファージDNAなどの外来DNAの進入を防ぐために，それらの切断（digestion：消化）を触媒するエンドヌクレアーゼを**制限酵素**（restriction enzyme）という．制限酵素にはⅠ，Ⅱ，Ⅲ型の3種類があるが，遺伝子診断や遺伝子組換えには，メチラーゼ活性がなく，固有の配列を認識し，その配列内あるいは近傍でのみ切断を行うⅡ型が利用される．遺伝子診断の場合には，制限酵素が固有の4〜8塩基（主に6塩基）を認識することを利用して，塩基配列の変化（変異や多型）を電気泳動上でDNA断片のサイズの違いとして検出する．現在，遺伝病の診断や保因者診断，多型解析などに利用されている．

切断断端の形状と認識配列

制限酵素の切断末端の形状には2つのタイプがある（**図Ⅶ-3**）．*Eco* RIや*Bam* HIでは，切断断片の一部が一本鎖状となって突き出している．これを**付着末端**（cohesive end）といい，この部分は再結合の際に選択性を有する．これに対し*Alu* Iや*Pvu* Ⅱでは切断端に一本鎖状の突き出した部分がない．これを**平滑末端**（blunt end）といい，再結合の際には選択性をもたない．一方，異なる制限酵素でも同一の塩基配列を認識して切断するものが存在する．これを**アイソシゾマー**（isoschizomer）と呼ぶ．たとえば，*Hpa* IはGTTAACという配列を認識してGTTとAACに切断するが，そのアイソシゾマーである*Ksp* AIは同じ配列を認識して同じ部位を切断する．また，アイソシゾマーの一種で同じ塩基配列を認識するが切断部位が異なるものも存在する．これを**ネオシゾマー**（neoschizomer）と呼ぶ．たとえば，*Sma* IはCCCGGGという

図Ⅶ-3 制限酵素の認識配列と切断部位の形状

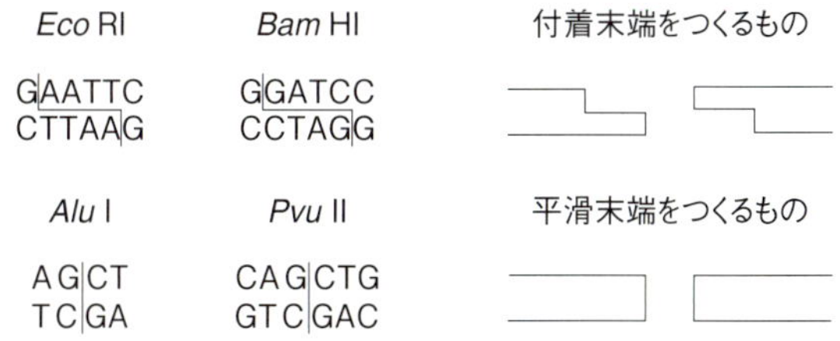

```
  Eco RI       Bam HI        付着末端をつくるもの
  G AATTC      G GATCC
  CTTAA G      CCTAG G

   Alu I        Pvu II        平滑末端をつくるもの
  AG CT        CAG CTG
  TC GA        GTC GAC
```

配列を認識しCCCとGGGに切断するが，そのネオシゾマー *Tsp* MIはCとCCGGGに切断する．ネオシゾマーは大腸菌を用いた遺伝子クローニングを行う際にメチレーション（methylation）による影響を回避するために用いられる．

スター活性（star activity）

一般に市販されている制限酵素などの核酸修飾酵素には，安定化剤として50%グリセロールが含まれている．高濃度のグリセロールが酵素反応に持ち越されると，基質特異性に影響を与えるので，使用に際してはグリセロールの終濃度が少なくとも5%以下になるように10倍以上に希釈する．その他，塩濃度やpH，温度，さらにBSA（ウシ血清アルブミン）の添加などの反応条件は，試薬添付資料に指定されたとおりに調整しなければならない．通常，10倍濃度の専用緩衝液（10 × buffer）が添付されているので，これを終濃度が1×となるように精製水で希釈して使用する．また，TEのなかに含まれるEDTAは制限酵素活性に影響を与えることがあるので，DNA試料がTEに溶解されている場合には酵素反応溶液中の試料量をできるだけ小さくする．不適切な反応条件下では，制限酵素が本来の切断部位とは異なる配列を切断することがある．この非特異的な切断活性のことをスター活性（star activity）という．スター活性による切断配列とその頻度は，制限酵素の種類と反応条件の組み合わせによって決まっており，メーカー提供のカタログや添付資料に詳細に記載されている．特に2種類以上の制限酵素を同一反応条件で使用する場合には，これらを参考にスター活性をできるだけ抑え，かつ十分な切断活性が期待できる共通の至適条件を設定する必要がある．

制限酵素とDNAのメチル化

前述のごとく，本来，制限酵素は原核生物の自己防衛システムの一つである．したがって，原核生物は自己の制限酵素によるDNA切断から自分自身のDNAを保護するために，その認識配列の特定塩基をメチル化するDNAメチルトランスフェラーゼ（DNAメチラーゼ）をもっている．実験室で使用される大腸菌のほとんどの菌株は，damメチラーゼ（DNA adenine methylase：GATCのAをメチル化）やdcmメチラーゼ（DNA cytosine methylase：CC(A/T)GGの2番目のCをメチル化）などのDNAメチラーゼをもっている．大腸菌を使ってDNAをクローニングする場合，使用する制限酵素の認識部分がこれらの配列と重なると，本来切れるはずのDNA配列が切れなくなる．その場合には *dam*⁻ あるいは *dcm*⁻ の菌株を使ってDNAを再調製するか，前述のネオシゾマー（認識配列は同じでも切断部位が異なる制限酵素）を利用する必要がある．また，哺乳類由来のDNAはGC配列のCがメチル化されていることがあり，制限酵素で切断できない場合もある．これらの情報は制限酵素のカタログに詳しく記載されているので，使用前に十分確認しておく必要がある．一方，PCRにより増幅したDNA試料を制限酵素処理する場合にはDNAメチラーゼの影響を考慮する必要はない．

（奥宮敏可）

VII 遺伝子検査の応用

3 核酸の塩基配列の変化（遺伝子変異・多型）を検出する方法

予習項目

① DNA ポリメラーゼの特性と PCR の原理
② 制限酵素の性質と使用についての注意事項
③ アガロース電気泳動の基本原理と DNA 分離機構
④ ポリアクリルアミドゲル電気泳動の基本原理と DNA 分離機構

実習目標

① 遺伝子変異・多型の代表的な検出方法を原理別に理解する．
② それぞれの検出方法の特性を理解する．
③ 遺伝子変異および多型を検出するために必要な基本的な手技を習得する．
④ 得られた実験結果を解釈するための分子遺伝学的な知識を習得する．

課題

実験により得られた解析結果を分子遺伝学の基本原則に基づいて解釈する．また，実施した検出方法の基本原理や手順，使用する装置や試薬などをもとに，その検出法の検出精度，迅速性，簡便性について他法と比較して考察する．

基本的事項

核酸の塩基配列の変化を検出して診断に利用する場合には，対象となる核酸の由来から2つに大別することができる．まず1つは，外部から体内に侵入した病原体のゲノムやリボソーム RNA を検出する場合である．これには細菌やウイルスなどの感染症の診断が含まれ，病原体のもつ特異的な DNA 配列あるいは RNA 配列を利用して感染の有無や程度を調べるものである．ほとんどのものは PCR や RT-PCR あるいは特異的 DNA プローブのハイブリダイゼーションにより検出することができる．もう1つは，ヒトが元々もっている遺伝子の種類や異常を検出する場合である．これには遺伝病や腫瘍性疾患，個人の識別，血液型，組織適合性などの検査が含まれ，特定遺伝子の塩基配列の**変異**（mutation）や**多型**（polymorphism）を検出するものである．遺伝病などで遺伝子上の塩基配列が変化することを変異というが，厳密には変異と多型は区別される．一般的には，

同一生物種のなかで同一遺伝子上の塩基配列の違いが1%以上ある場合を多型という．たとえばヒトの場合，100人の対立遺伝子200個中の特定領域に異なった配列が2個以上存在すれば多型とみなされる．

遺伝子変異および多型を検出するさまざまな方法

遺伝子変異あるいは多型にかかわらず核酸の塩基配列の変化を検出する場合には，標的となる塩基配列の違いをコントロールと比較して識別する必要がある．現在までにさまざまな方法が報告されている．表Ⅶ-1に塩基配列の違いを検出する代表的な方法をまとめて示した．これらの方法は，標的となる核酸の塩基配列のどこにどのような変化があるかわからない未知の変化を検出する場合と，塩基配列上に特定の変化があるかないかを検出する場合（たとえば，特定の塩基番号の塩基がGかAかが知りたい場合）に大別することができる．前者は事前の条件設定により後者の役割を兼ねることができるが，後者は前者の役割を兼ねることはできない．それぞれの方法には長短があり，これらは目的に応じて使い分ける必要がある．特に，標的となる核酸のサイズや検出率，所要時間は各検出方法により異なる．表Ⅶ-2に代表的な検出方法の特徴を示した．本稿では，これらのなかから比較的簡便な ① ARMS（amplification refractory mutation system）法，② PCR-RFLP（PCR-restriction fragment length polymorphism）法，③ PCR-SSCP（PCR-single-strand conformation polymorphism）法を取り上げ，その基本原理や操作手順，注意事項について解説する．標的遺伝子としては，アルコール摂取に対する感受性を規定するアルデヒドデヒドロゲナーゼ

表Ⅶ-1　遺伝子変異・多型を検出する方法

未知の遺伝子変異・多型を検出する方法	
①比較的大きい塩基配列の変化	・蛍光標識 in situ ハイブリダイゼーション（FISH） ・サザンブロッティング：染色体DNAの解析 ・ノーザンブロッティング：mRNAの解析 ・マルチプレックスPCR
②単塩基あるいは比較的小さい塩基配列の変化	・single-strand conformation polymorphism（SSCP） ・denaturing gradient gel electrophoresis（DGGE） ・mismatch cleavage analysis 　　enzymatic mismatch cleavage 　　chemical mismatch cleavage ・denaturing high performance liquid chromatography（DHPLC） ・melting curve analysis（SYBR-Green法） ・sequencing
既知の遺伝子変異・多型を検出する方法	・polymerase chain reaction（PCR） ・allele specific oligonucleotide hybridization（ASO） ・primer-specific restriction map modification ・amplification refractory mutation system（ARMS） ・ligation chain reaction（LCR） ・gap-ligation chain reaction（Gap-LCR） ・melting curve analysis（特異的プローブ法）

(*Nature Genetics*, 5：111〜117, 1993をもとに新規検出法を追加記載)

表Ⅶ-2　未知遺伝子変異・多型のための各種検出法の特徴

方法	限界サイズ (bp)	検出率 (%)	位置特定	劇毒物
SSCP	300〜400	60〜90	不可	なし
DGGE	500〜600	80〜95	不可	なし
CMC	1,000〜2,000	95<	可能	あり
DHPLC	800程度	95	不可	なし
DS	300〜500	99<	可能	なし

SSCP: single-strand conformation polymorphism, DGGE: denaturing gradient gel electrophoresis, CMC: chemical mismatch cleavage, DHPLC: denaturing high performance liquid chromatography, DS: direct sequencing
(*Nature Genetics*, **5**：111〜117, 1993 より，一部改変)

2 遺伝子を用い，そのエクソン 12 内の遺伝子多型を検出する．

アルデヒドデヒドロゲナーゼ 2 遺伝子とアルコール代謝

ミトコンドリアに存在するアルデヒドデヒドロゲナーゼ 2（aldehyde dehydrogenase 2：ALDH2）は，エタノールから代謝されて生じるアセトアルデヒドを酸化して酢酸にする酵素である（図Ⅶ-4）．ALDH2 をコードする遺伝子は，第 12 番染色体の長腕に位置し 13 個のエクソンで構成され，その cDNA は 517 個のアミノ酸よりなる酵素サブユニットをコードしている．このサブユニットが 4 量体を形成して酵素機能を発揮する．*ALDH2* 遺伝子には多くの多型が認められ，そのなかでもエクソン 12 の 5′ 側から 104 番目の G が A に置換する 1 塩基多型（single nucleotide polymorphism：SNP）は ALDH2 の酵素活性を規定する遺伝子多型として知られており，これによりコドン 487 のグルタミン酸（GAA）はリジン（AAA）に置換する（図Ⅶ-5）．前者の ALDH2 は活性型（*1）で，後者の ALDH2 は不活性型（*2）であり，その酵素活性には顕著な差が認められる．また，その遺伝子型（genotype）は，*1/*1 型，*1/*2 型，*2/*2 型の 3 タイプに分類される．ALDH2 は 4 量体であるため，その酵素活性は *1/*1 型を 100％ とすると，理論的には *1/*2 型が約 6.3％（$1/2^4$），*2/*2 型が 0％ となる．各遺伝子型の頻度は，

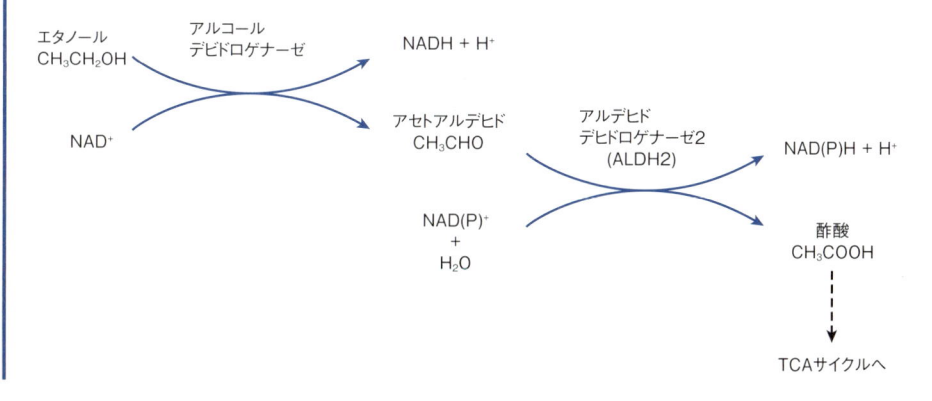

図Ⅶ-4　アルデヒドデヒドロゲナーゼ 2（ALDH2）とアルコール代謝

飲酒後，胃や腸から体内に吸収されたエタノールは，肝臓に存在するアルコールデヒドロゲナーゼにより酸化されてアセトアルデヒドとなり，さらにアルデヒドデヒドロゲナーゼ 2 により酸化されて酢酸となる．酢酸はアセチル CoA を介して TCA サイクルで代謝されるか，脂肪酸の合成などに利用される．その他，エタノールはシトクロム P-450（ミクロソームエタノール酸化系）やカタラーゼによっても酸化され代謝される

エタノール CH_3CH_2OH — アルコールデヒドロゲナーゼ → アセトアルデヒド CH_3CHO
NAD^+ → $NADH + H^+$

アセトアルデヒド CH_3CHO — アルデヒドデヒドロゲナーゼ 2（ALDH2）→ 酢酸 CH_3COOH
$NAD(P)^+ + H_2O$ → $NAD(P)H + H^+$

→ TCA サイクルへ

> **図Ⅶ-5 ヒトアルデヒドデヒドロゲナーゼ2（*ALDH2*）遺伝子のエクソン12領域と ARMS法のためのプライマーの位置**
>
> ヒト*ALDH2*遺伝子のエクソン12（大文字）と隣接配列（小文字）を示した．塩基配列および塩基番号はNCBIアクセション番号（accession number）AC003029より引用した．エクソン／イントロン接合部はNCBIアクセション番号 NM_000690 のALDH2 cDNAとの比較で確認した．ARMS法に利用したプライマーの位置はアンダーラインで示している
>
> ```
> 12541 gttaaaaata aaataaagac tttggggcaa tacagggggt cctgggagtg taacccataa
> 12601 cccccaagag tgatttctgc aatctcgttt caaattacag GGTCAACTGC TATGATGTGT  P1
> 12661 TTGGAGCCCA GTCACCCTTT GGTGGCTACA AGATGTCGGG GAGTGGCCGG GAGTTGGGCG
> 12721 AGTACGGGCT GCAGGCATAC ACTGAAGTGA AAACTgtgag tgtgggacct gctgggggct  P2/P3
> 12781 cagggcctgt tggggcttga gggtctgctg gtggctcgga gcctgctggg ggattggggt
> ```
>
> コドン487のアミノ酸置換による酵素機能の変化
> GAA（グルタミン酸）：活性型*ALDH2*（アセトアルデヒドを代謝できる）
> AAA（リジン）：不活性型*ALDH2*（アセトアルデヒドを代謝できない）

欧米人では*1/*1型がほとんどを占めるのに対し，日本人では地域により多少異なるが，*1/*1型が約55％，*1/*2型が約40％，*2/*2型が約5％である．*1/*2型や*2/*2型は，飲酒後の顔面紅潮（oriental flushing）や飲酒に伴うさまざまな症状が顕著であり，特に*2/*2型はアルコールを多飲した場合には急性アルコール中毒を起こしやすいと考えられている．また最近では，*1/*2型や*2/*2型は食道癌や頭頸部癌のリスクを高める危険因子の一つであるとの報告もある．

1 ARMS法による*ALDH2*遺伝子多型の解析

方法・原理

ARMS（amplification refractory mutation system）法は，PCRを行う際にプライマーの3'末端塩基の相補性がDNAポリメラーゼによる伸長反応を規定することを利用した方法である．このプライマーの3'末端塩基の相補性の有無により特定の塩基配列の変化を検出する（図Ⅶ-6）．*ALDH2*遺伝子の場合には，コドン487のGAA（活性型）とAAA（不活性型）の1塩基置換を識別するため，このGとAの部分がリバースプライマーの3'末端の塩基と一致するように2種類のプライマーをデザインしてある（図Ⅶ-7）．すなわち，フォワードプライマーP1に対して，リバースプライマーの3'末端がCで終わるプライマーP2と3'末端がTで終わるプライマーP3を用いてPCRを行う．活性型*ALDH2*アリルでは，P2の3'末端塩基は相補的となるがP3の3'末端塩基がミスマッチとなるため，P1-P2の組み合わせで増幅されるがP1-P3の組み合わせでは増幅されない．逆に不活性型*ALDH2*アリルでは，P2の3'末端塩基はミスマッチとなるがP3の3'末端塩基は相補的となるため，P1-P2の組み合わせでは増幅されないがP1-P3の組み合わせで増幅されることとな

図Ⅶ-6 ARMS (amplification refractory mutation system) 法 の基本原理

ARMS法で1塩基置換を検出する基本原理を示した．プライマー2の3'末端の塩基が，調べたい塩基の位置になるようにプライマーをデザインしてPCRを行う．コントロールDNAではプライマー2の3'末端塩基が鋳型DNAと相補的であるためDNAは伸長されるが，変異DNAではプライマー2の3'末端塩基が鋳型DNAと相補的でない（ミスマッチ）ためDNAは伸長されない．＊で示した部分はプライマー3'側のミスプライミングを抑えるために導入したミスマッチを示す（『要点概説 遺伝子検査技術入門』より，一部改変）

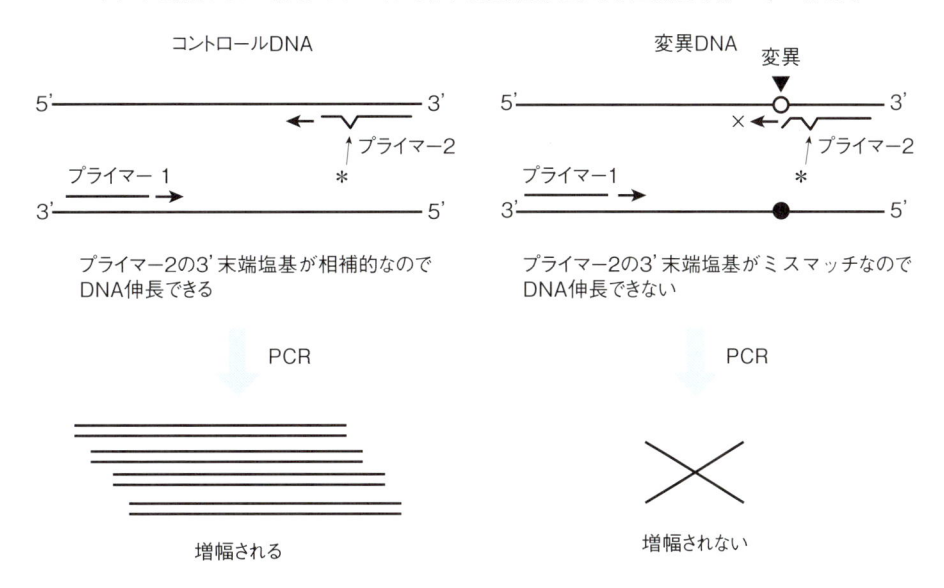

コントロールDNA / 変異DNA

プライマー2の3'末端塩基が相補的なのでDNA伸長できる / プライマー2の3'末端塩基がミスマッチなのでDNA伸長できない

PCR

増幅される / 増幅されない

図Ⅶ-7 ARMS法のためのプライマー P2 および P3 のデザイン

ALDH2 遺伝子の塩基配列および塩基番号は図Ⅶ-5に準じて記載した．リバースプライマー P2 の3'末端塩基はcなので活性型アリルを鋳型としてDNAを伸長することができるが，不活性型は伸長できない．一方，リバースプライマー P3 は3'末端塩基がtなので不活性アリルを鋳型としてDNAを伸長できるが，活性型は伸長できない．＊で示した塩基gは3'側のTmを下げるためのミスマッチ塩基である

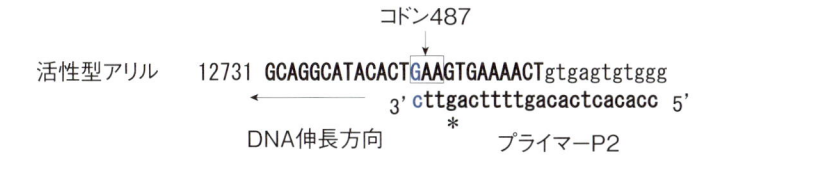

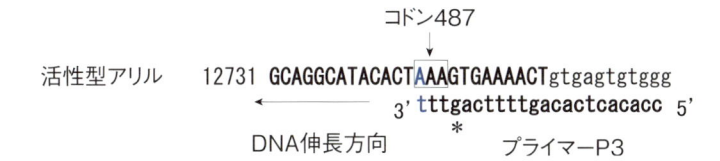

```
                           コドン487
                              ↓
活性型アリル  12731 GCAGGCATACACTGAAGTGAAAACTgtgagtgtggg
                  ←        3' cttgactttgacactcacacc 5'
              DNA伸長方向        *       プライマーP2
```

```
                           コドン487
                              ↓
活性型アリル  12731 GCAGGCATACACTAAAGTGAAAACTgtgagtgtggg
                  ←        3' tttgactttgacactcacacc 5'
              DNA伸長方向        *       プライマーP3
```

る．さらに，P2とP3の3'末端塩基（CまたはT）から3つ隣の塩基は本来Cであるが，プライマー3'端側のTm＊をやや下げてミスプライミングを抑え，プライマーの選択性を高めるためにあえてGを導入してある．ARMS法を行う場合に最も重要なことがある．それは，用いるDNAポリメラーゼがプルーフリーディング活性（3'→5'ヌクレアーゼ活性）をもたないことである．最近は，より正確で長いDNA鎖を増幅するために，多くの市販DNAポリメラーゼにプルーフリーディング活性が含まれている．この活性があると，プライマー3'末端に生じたミスマッチ部分が切断されるため，すべてのプライマーセットで増幅反応が生じることとなる．

＊Tm：melting temperature（融解温度）

器具

- サーマルサイクラー（0.2ml の PCR チューブがセットできるもの）
- 0.2ml PCR 専用チューブ（滅菌ずみのもの，あるいは DNase および RNase free のもの）
- アガロースゲル電気泳動用装置一式：ゲルメーカー，コーム，電気泳動槽およびパワーサプライがセットになったミューピッド（アドバンス社）を使用する．
- 0.2ml PCR チューブ冷却用アルミラック
- 1.5ml 蓋つきプラスチックチューブ（オートクレーブ滅菌後，乾燥したもの）
- マイクロピペットと滅菌チップ
- その他，適宜計量用のシリンダー類

試薬の調製

■ PCR に使用するもの

① rTaq DNA ポリメラーゼ原液（rTaq DNA polymerase：5 unit/μl, Bioneer 社 E-2011）：この酵素には，以下の② dilution buffer, ③ dNTPs mixture, ④ 10×PCR buffer が添付されている．すべての試薬は-20℃に保存する．ARMS 法ではプルーフリーディング活性（3'→5' ヌクレアーゼ活性）をもつ DNA ポリメラーゼは使用してはいけない．

② dilution buffer（① rTaq DNA ポリメラーゼ原液の専用希釈液）：20mM Tris-HCl, 0.5mM EDTA, 1mM DTT, 100mM KCl, stabilizer, 50%グリセロール, pH 8.0

③ 10mM dNTPs mixture：dATP, dCTP, dGTP, dTTP がそれぞれ 2.5mM 含まれている．

④ 10×PCR buffer：100mM Tris-HCl 400mM KCl, 15mM $MgCl_2$, pH 9.0

⑤ rTaq DNA ポリメラーゼ使用液（1 unit/μl）：① rTaq DNA ポリメラーゼ原液を② dilution buffer で 5 倍希釈する．-20℃に保存し，実験中は氷中にて使用する．

⑥ 滅菌精製水：精製水をオートクレーブで滅菌後，室温保存する．

⑦ TE（EDTA 含有トリス塩酸緩衝液, pH 8.0）：1M Tris-HCl（pH 8.0）1ml, 0.5M EDTA（pH 8.0）0.2ml を精製水に溶解して 100ml とする．オートクレーブで滅菌後，室温保存する．

⑧ プライマー：各プライマーは TE に溶解し 10μM に調製する．

  P1 (forward) 5'-caa att aca ggg tca act gct-3'
  P2 (reverse) 5'-cca cac tca cag ttt tca gtt c-3'
  P3 (reverse) 5'-cca cac tca cag ttt tca gtt t-3'

プライマーセット P1-P2 は活性型 *ALDH2* アリル増幅用，プライマーセット P1-P3 は不活性型 *ALDH2* アリル増幅用である．両プライマーセットの PCR 増幅産物のサイズは 135bp である．

⑨ミネラルオイル：オイルフリーのサーマルサイクラーであれば基本的には必要ないが，PCRの反応溶液量が25μl以下で蒸発による濃縮が顕著なときは使用したはうがよい．

■ アガロースゲル電気泳動に使用するもの

① 10×TBE（EDTA含有トリス-ホウ酸緩衝液）：約400mlの精製水にTris base（分子量121.14）54g，ホウ酸（分子量61.83）27.5g，0.5M EDTA（pH 8.0）20mlを溶解し，完全に溶解したあと，全量を500mlにメスアップする．pH調整および滅菌の必要はない．長期保存すると結晶が析出するので，室温保存で2カ月以内に使用する．

② 1×TBE：① 10×TBE 50mlに精製水を加え全量を500mlにメスアップする．アガロースゲル電気泳動では0.5×TBEに希釈しても十分使用できる．

③ 電気泳動用アガロース粉末．

④ 1 mg/ml エチジウムブロマイド（ethidium bromide）：エチジウムブロマイド10mgを精製水10mlに溶解する．溶解後はアルミ箔で包んで室温保存する．

⑤ 6×GLB（gel loading buffer）：精製水6.6mlにグリセロール3ml，1g/dl BPB（ブロモフェノールブルー）0.2ml，1g/dl XC（キシレンシアノール）0.2ml，0.5M EDTA（pH 8.0）20μlを混和する．BPBは水に溶けにくいので，よく混和して懸濁液を分注する．3%アガロース電気泳動では，BPBは50bp付近，XCは400bp付近に泳動される．エチジウムブロマイド染色時の色素バンドの干渉を考慮してBPBとXCは通常濃度（0.05%）よりも低く0.02%に調整してある．

⑥ DNAサイズマーカー原液（φX174-*Hae* III digest，0.25μg/μl，TOYPBO DNA-013）：このサイズマーカーには1,354，1,078，872，603，310，281，271，234，194，118，72bpの11種類のDNA断片が含まれる．-20℃に保存する．281と271bpのDNA断片は，3%アガロース電気泳動では重なった1本のバンドとして認められる．

⑦ DNAサイズマーカー使用液：TE 180μlに⑤ 6×GLB 40μl，⑥ DNAサイズマーカー原液20μlを混和する．この使用液は1回12μlとして20回分含まれる．-20℃に保存する．

分析対象試料

① 陽性コントロール1（活性型*ALDH2*のホモ接合体由来のゲノムDNA）
② 陽性コントロール2（不活性型*ALDH2*のホモ接合体由来のゲノムDNA）
③ 抽出精製された試料DNA（試料DNA 1，試料DNA 2，試料DNA 3）

操作法 ■ **PCR で目的の遺伝子領域を増幅する**

① 試料となるゲノム DNA を TE で $10\mu g/ml$ に希釈する．

② PCR master mixture の調製

次の組成表に従って，それぞれの試薬を分注する．最終反応液量は $25\mu l$ であるが，そのなかには試料 DNA（鋳型 DNA）が $2\mu l$ 含まれるので，PCR チューブ 1 本あたりの PCR master mixture 量は $23\mu l$ となる．今回は 1 プライマーセットあたり，陰性コントロール（鋳型 DNA の代わりに TE を使用）1 件，陽性コントロール 2 件，試料 DNA 3 件の合計 6 件として PCR を行う．そこで，2 本の 1.5ml チューブを用意し，プライマーセット P1-P2 およびプライマーセット P1-P3 の PCR master mixture をそれぞれのチューブに調製する．

PCR master mixture の調製 [*1]

最終容量＝ $25\mu l$/tube（鋳型 DNA $2\mu l$ 含む）	終濃度	1 サンプル（μl）	6 サンプル（μl）
滅菌精製水	－	16	$96+\alpha$ [*2]
10 × PCR buffer	1 ×	2.5	15
10mM dNTPs mixture（各 2.5 mM）	0.8mM（各 0.2 mM）	2.0	12
$10\mu M$ primer (forward) P1	$0.4\mu M$	1	6
$10\mu M$ primer (reverse) P2 or P3	$0.4\mu M$	1	6
rTaq DNA ポリメラーゼ使用液（1 unit/μl）[*3]	0.5 unit/tube	0.5	3

[*1] 各試薬は表の上段から順番に分注し酵素は最後に分注する．酵素を塩濃度の濃い 10 × buffer に直接分注したり，逆に精製水で直接希釈したりしてはいけない．また，すべての試薬の分注は氷中あるいは氷中で冷却したアルミブロックにチューブを立てて行うことが望ましい

[*2] PCR master mixture を必要量ちょうどに調製すると，PCR チューブに分注する際にマイクロピペットチップ内壁に残留した分だけ足りなくなるので，全体量を必要量よりも少し多めにしておく．チューブ 1 本分（$23\mu l$）ほど余分に調製してもよいが，精製水で全量を 2～3％程度増やすほうが無駄もなく簡単である．ここでは 6 本分必要なので $\alpha=0.75\mu l \times 6$ 本＝$4.5\mu l ≒ 5\mu l$ ということで精製水を $101\mu l$ 分注する．この程度の希釈では PCR に影響はない

[*3] *rTaq* DNA ポリメラーゼ使用液には 50％グリセロールが含まれているので粘性が強く，分注後はチューブの底に沈んでしまうのでボルテックスなどで十分混和する．ボルテックス後はスピンダウン（数秒間遠心）して溶液を管底に落とす

③ プライマーセット P1-P2 およびプライマーセット P1-P3 の PCR master mixture を，各 6 本の PCR チューブに $23\mu l$ ずつ分注する．

④ 各 6 本の PCR チューブに，陰性コントロール（TE），陽性コントロール 1 と 2 および試料 DNA 3 件をそれぞれ $2\mu l$ ずつ分注してよく混和する．このとき，PCR チューブの反応液部分を指で直接触って温めないように気をつける．できるかぎり冷却したアルミブロックに挿し込んだままで作業する．ホットスタートを行わないかぎり，ここでの反応液の温度管理は重要である．一度ミスプライミングが起こると非特異バンドの出現は免れない．

⑤ 各 PCR チューブにミネラルオイルを 1 滴ずつ滴下する．

⑥ PCR の反応条件の設定：

反応溶液が入った PCR チューブをサーマルサイクラーにセットし，

下表の条件を入力して PCR をスタートする．この条件で反応所要時間は約 1 時間 30 分である．

PCR 条件設定

反応ステップ	温度（℃）	反応時間	サイクル数
初期加熱	94	4 分	1
①変性	94	20 秒	35
②アニーリング*1	58	20 秒	
③伸長反応	72	20 秒	
追加伸長反応	72	5 分	1
試料保存	4	∞	1

*1 ARMS 法ではアニーリング温度の設定が重要である．この実験条件では 54℃以下では非特異的なバンドが出現し，62℃以上では急激な増幅効率の低下が生じバンドが不明瞭となる．PCR の結果はサーマルサイクラーの温度制御能力や DNA ポリメラーゼの種類，PCR チューブの熱伝導性，反応溶液の組成などで微妙に変化するので，期待どおりの結果が得られない場合には PCR 産物の泳動像を見ながらアニーリング温度を 54℃～ 62℃の間で変えてみることも必要である

■ アガロースゲル電気泳動で PCR 増幅産物を分離する

① 3％アガロースゲルの作製

PCR を行っている間に 3％アガロースゲルを作製する．200ml の三角フラスコに 1 × TBE を 50ml 入れ，そこにアガロース粉末 1.5g を入れて軽く撹拌してアガロースを分散させておく．電子レンジに入れて，ときどき混ぜながら突沸させないように注意して完全に溶解する．室温で 60℃くらいまで冷やし，1mg/ml エチジウムブロマイド溶液を 5μl 分注し，泡立てないようによく混ぜる．大プレート（110mm × 60mm）と小コーム（17 ウェル用）がセットされたゲルメーカーにゲルを流し込み，静置して自然冷却する．ゲルが固まったらコームをゆっくり引き抜く．

② 電気泳動槽に 1 × TBE を 350ml 程度入れ，アガロースゲルをプレートごと沈めておく．このとき，ゲルの表面から 3 ～ 4mm 上に液面がくるように 1 × TBE 量を調整する．

③ 必要本数（ここでは 2 × 6 = 12 本）の 1.5ml チューブに精製水 13μl と 6 × GLB 3μl を分注しておく．PCR 終了後の反応溶液を 2μl ずつ分注する．各 PCR 産物を分注した際に用いたピペットチップは 1.5ml チューブにそのまま残しておく．このチップはゲルへのサンプル注入に利用する．別な方法としては，ラップフィルムやパラフィルムを広げて，この上で精製水，6 × GLB および PCR 産物を混ぜてもよい．

④ アガロースゲルのサンプル穴に③で調製した試料全量（18μl）および DNA サイズマーカー使用液 12μl を注入する．

⑤ 100V で 20 ～ 30 分間電気泳動し，トランスイルミネーターにゲルを置き，写真を撮る．各プライマーセットのバンドの有無から *ALDH2*

遺伝子の当該多型を評価する．もし，陰性コントロールにバンドがみられればコンタミネーションと判断し，原因を追究する．

結果の評価

図Ⅶ-8にARMS法による*ALDH2*遺伝子多型の解析結果を示した．すべて上記の実験手順に従って行ったものである．陽性コントロール1（活性型*ALDH2*ホモ接合体）ではプライマーセットP1-P2でのみ135bpのバンドが認められるが，陽性コントロール2（不活性型*ALDH2*ホモ接合体）ではプライマーセットP1-P3でのみ135bpのバンドが認められる．したがって，試料DNA 1は活性型*ALDH2*のホモ接合体（*1/*1），試料DNA 3は不活性型*ALDH2*のホモ接合体（*2/*2）であると判断できる．また，両方のプライマーセットにおいて増幅断片が認められる試料DNA 2は，活性型と不活性型の両アリルもつヘテロ接合体（*1/*2）であると判断することができる．

図Ⅶ-8 ARMS法による*ALDH2*遺伝子多型解析の実例

ARMS法による*ALDH2*遺伝子多型の解析結果を示した．電気泳動は3％アガロースゲルで，100V，25分間行った．PCR増幅産物は135bpのバンドとして観察される．レーン1と2は陰性コントロール（鋳型DNAの代わりにTEを入れたもの），レーン3と4は陽性コントロール1（活性型*ALDH2*ホモ接合体），レーン5と6は陽性コントロール2（不活性型*ALDH2*ホモ接合体），レーン7と8は試料DNA 1，レーン9と10は試料DNA 2，レーン11と12は試料DNA 3，奇数レーンはプライマーセットP1-P2によるPCR増幅産物，偶数レーンはプライマーセットP1-P3によるPCR増幅産物をそれぞれ示している．MはDNAサイズマーカー（φX174－*Hae*Ⅲ digest）を示す．結果の解釈は本文参照のこと

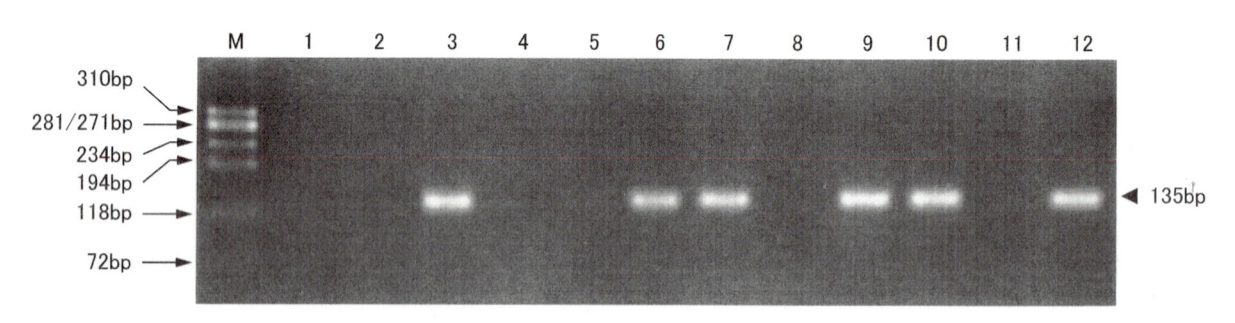

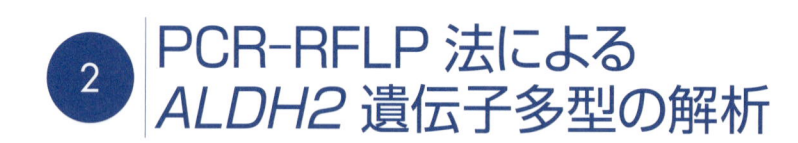

2 PCR-RFLP法による*ALDH2*遺伝子多型の解析

方法・原理

RFLP（restriction fragment length polymorphism）とは，同一生物種の異なる個体のDNAを制限酵素処理した際に生じるDNA断片の長さの多様性を意味する言葉である．このような多様性（多型）は，その生物個体のDNAに1つあるいは複数の塩基置換が生じることにより，特定の制限酵素に対する認識配列が消失あるいは新生した際に観察される．PCR-RFLP法は，目的とする多型が存在する遺伝子の標的部分をPCRで増幅し，その増幅断片を制限酵素処理することによって生じる切断断片の長さの違いから塩基配列の変化を解析する方法である．*ALDH2*遺伝子の場合には，コドン487のGAA（活性型）と

AAA（不活性型）の1塩基置換を識別するため，置換するGあるいはAを含む塩基配列を認識する制限酵素が必要であるが，そのような制限酵素は存在しない．そこで，本法ではリバースプライマーの塩基配列に1塩基のミスマッチを入れて，活性型アリルの当該塩基置換領域に制限酵素 *Ear* Iの認識配列（GAAGAG）を新たにつくるようにデザインしてある（**図Ⅶ-9**）．これにより，活性型アリルの増幅断片は *Ear* Iで切断されるが，不活性型アリルの増幅断片は切断されないこととなる．PCRを行う際に，1〜2塩基のミスマッチを入れたミスマッチプライマーを用いて特定の制限酵素認識配列を積極的につくる方法は，primer-specific restriction map modification と呼ばれている．

図Ⅶ-9　ミスマッチプライマーを用いた PCR-RFLP 法による *ALDH2* 遺伝子多型の解析

PCR-RFLP 法で使用するリバースプライマー P4 の塩基配列と設定位置を示した．リバースプライマー P4 の3'末端塩基は調べたい塩基部分の1つ手前となるようにデザインしてある．また，＊で示した塩基部分は本来 a であるが，制限酵素 *Ear* Iの認識配列 GAAGAG を新たにつくるために t に置き換えてある．このプライマーセット P1-P4 を用いて PCR を行うと，活性型 *ALDH2* アリルからは *Ear* Iの認識配列 GAAGAG をもつ増幅断片がつくられるので *Ear* Iにより切断されるが，不活性型 *ALDH2* アリル由来の増幅断片は切断されない

A：PCR-RFLPのためのプライマーP4のデザイン

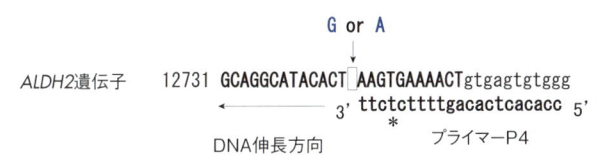

```
                       G or A
                         ↓
ALDH2遺伝子  12731  GCAGGCATACACT AAGTGAAAACTgtgagtgtggg
                  ←──────── 3' ttctcttttgacactcacacc 5'
                   DNA伸長方向    *    プライマーP4
```

B：制限酵素 *Ear* Iによる増幅断片の消化

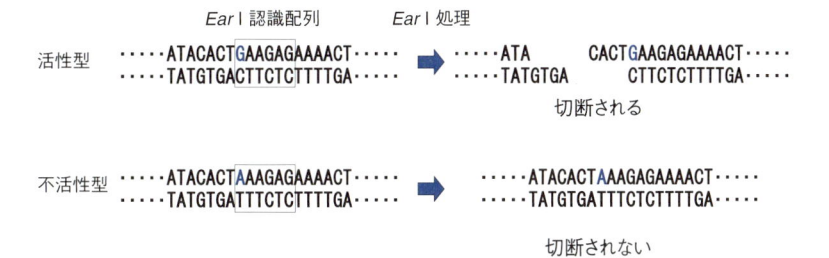

```
         Ear I 認識配列              Ear I 処理
活性型  ····ATACACTGAAGAGAAAACT····  ⇒  ····ATA       CACTGAAGAGAAAACT····
        ····TATGTGACTTCTCTTTTGA····       ····TATGTGA      CTTCTCTTTTGA····
                                                    切断される

不活性型 ····ATACACTAAAGAGAAAACT····  ⇒  ····ATACACTAAAGAGAAAACT····
        ····TATGTGATTTCTCTTTTGA····       ····TATGTGATTTCTCTTTTGA····
                                                    切断されない
```

制限酵素を利用して塩基配列の変化（変異や多型）を解析する際には，その変化により認識配列が新たに生じて切断される場合（新生パターン）と，消失することにより切断されなくなる場合（消失パターン）がある．両パターンの診断的意義は著しく異なる．新生パターンでは確定的な判断が下せるが，消失パターンの場合には認識配列のなかに存在する別の塩基置換を否定できないので確定的な判断は下せない．一方，ミスマッチプライマーによる *ALDH2* 遺伝子の多型解析の場合には，*Ear* I認識配列（GAAGAG）の6塩基のうち5塩基部分（AAGAG）はプライマー配列部分に含まれているので，通常の消失パターンよりも高い確率で確定的な判断が下せる．

器具	① ARMS 法で使用した器具類
	② 37℃恒温槽

試薬の調製

■ PCR およびアガロース電気泳動に使用するもの

プライマー P4 以外の試薬類は ARMS 法で使用したものと共通である．各プライマーは TE に溶解し 10μM に調整する．

P1 (forward) 5'-caa att aca ggg tca act gct-3'

P4 (reverse) 5'-cca cac tca cag ttt tct ctt-3'

■ 制限酵素処理に使用するもの

① 制限酵素 Ear I (20unit/μl, NEB 社 R0528S)：10mM Tris-HCl (pH 7.4), 50mM KCl, 0.1mM EDTA, 1mM DTT, 200μg/ml BSA および 50％グリセロールに溶解してある．−20℃に保存する．

② 10×NEB buffer 1：100mM Bis-Tris-Propane-HCl (pH 7.0), 100mM $MgCl_2$, 10mM DTT

③ 6×GLBS (gel loading buffer with SDS)：精製水 6ml にグリセロール 3ml, 1g/dl BPB (ブロモフェノールブルー) 0.2ml, 1g/dl XC (キシレンシアノール) 0.2ml, 0.5M EDTA (pH 8.0) 20μl, 10％ SDS 0.6ml を混和する．エチジウムブロマイド染色時の色素バンドの干渉を考慮し BPB と XC は通常濃度 (0.05％) よりも低く 0.02％に調整してある．6×GLBS は制限酵素処理後の試料をアガロースゲルに注入する際に用いる．SDS は制限酵素処理後の反応停止および再結合防止のために添加してある．

分析対象試料

ARMS 法と同じ試料を用いる．

操作法

■ PCR で増幅後，アガロースゲル電気泳動で増幅産物を確認する

「ARMS 法の操作法」(p.86〜87) の手順に従い，プライマーセット P1-P4 で PCR を行い，3％アガロースで増幅産物を確認する．プライマーセット P1-P4 による PCR 増幅産物のサイズは 135bp である．

■ 制限酵素で増幅断片を消化する

① *Ear* I master mixture の調製

電気泳動を行っている間に，次頁の組成表に従って 1.5ml チューブ 1 本に *Ear* I master mixture を調製する．最終反応液量は 15μl であるが，そのなかに PCR 増幅産物が 2μl 含まれるので，酵素反応チューブ 1 本あたりの *Ear* I master mixture の量は 13μl となる．今回は，陽性コントロール 2 件，試料 DNA3 件の合計 5 件として制限酵素処理を行う．

VII 遺伝子検査の応用

Ear I master mixture の調製

最終反応液量＝15 µl/tube（PCR産物2 µl 含む）	終濃度	1サンプル（µl）	5サンプル（µl）
滅菌精製水	―	10.9	54.5＋α [*1]
10 × NEB buffer	1×	1.5	7.5
Ear I（20 unit/ l）[*2]	12 unit/tube	0.6	3.0

[*1] *Ear* I master mixture を必要量ちょうどに調製すると，酵素反応チューブに分注する際にマイクロピペットチップ内壁に残留した分だけ足りなくなるので，全体量を必要量よりも少し多めにしておく．チューブ1本分（13 µl）ほど余分に調製してもよいが，精製水で全量を2〜3％程度増やすほうが無駄もなく簡単である．ここでは5本分必要なので，α＝0.45 µl × 5本＝2.25 µl ≒ 2.5 µl ということで，精製水を57 µl 分注する．この程度の希釈では制限酵素処理に影響はない

[*2] *Ear* I には50％グリセロールが含まれているので粘性が強く，分注後はチューブの底に沈んでしまうのでボルテックスなどで十分混和する．ボルテックス後はスピンダウン（数秒間遠心）して溶液を管底に落とす

② 5本の1.5 ml チューブを用意し，各チューブに *Ear* I master mixture を13 µl ずつ分注する．

③ PCR増幅産物を2 µl ずつ *Ear* I master mixture に混和する．

④ チューブはチューブフロートに差し込み，恒温槽に浮かべて37℃で1時間以上反応させる．反応時間は加える酵素量に依存する．この実験条件でDNA断片を完全消化するための *Ear* I 活性と反応時間は，3 unit/tube で4時間以上，6 unit/tube で2時間以上，12 unit/tube で1時間以上である．

⑤ 反応後，各チューブに6 × GLBS を3 µl ずつ分注し，アガロースゲルのサンプル穴に試料全量（18 µl）を注入する．隣接するサンプル穴にDNAサイズマーカー使用液12 µl を注入する．

⑥ 100 V で20〜30分間電気泳動し，トランスイルミネーターにゲルを置き，写真を撮る．

結果の評価

図VII-10 に PCR-RFLP 法による *ALDH2* 遺伝子多型の解析結果を示した．プライマーセット P1-P4 で増幅した活性型 *ALDH2* 由来の135 bp の DNA 断片は，*Ear* I により112 bp と23 bp の DNA 断片に切断される．陽性コントロール1（活性型 *ALDH2* ホモ接合体）では *Ear* I により切断されるために112 bp のバンドが認められるが，陽性コントロール2（不活性型 *ALDH2* ホモ接合体）では切断されないため135 bp のバンドが認められる．したがって，試料 DNA 1 は活性型 *ALDH2* のホモ接合体（*1/*1），試料 DNA 3 は不活性型 *ALDH2* のホモ接合体（*2/*2）であると判断できる．また，112 bp と135 bp の両方のバンドが認められる試料 DNA 2 は，活性型と不活性型の両アリルをもつヘテロ接合体（*1/*2）であると判断することができる．

図Ⅶ-10 PCR-RFLP法による *ALDH2* 遺伝子多型解析の実例

PCR-RFLP法による *ALDH2* 遺伝子多型の解析結果を示した．電気泳動は3％アガロースゲルで，100V，25分間行った．レーン1は陽性コントロール1（活性型 *ALDH2* ホモ接合体），レーン2は陽性コントロール2（不活性型 *ALDH2* ホモ接合体），レーン3は試料DNA 1，レーン4は試料DNA 2，レーン5は試料DNA 3由来のPCR増幅産物を *Ear* Ｉでそれぞれ処理したものである．MはDNAサイズマーカー（φX174－*Hae* Ⅲ digest）を示す．結果の解釈は本文参照のこと

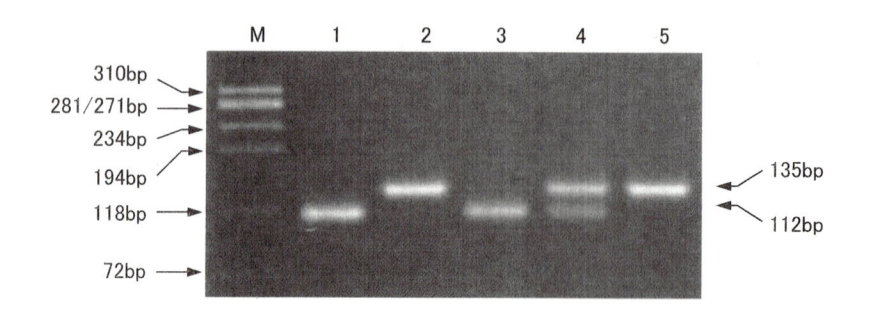

3 PCR-SSCP法による *ALDH2* 遺伝子多型の解析

方法・原理

SSCP（single-strand conformational polymorphism）法は，一本鎖DNA（single strand）により形成される高次構造（conformation）が，その塩基配列の変化（多型：polymorphism）により異なることを利用したものである．ここで形成された高次構造はDNA断片の塩基配列に依存した複雑な構造で，塩基間に生じる水素結合をはじめとする種々の分子間相互作用で維持されている．この高次構造の違いを非変性条件下（高次構造を保ったまま）の電気泳動で移動度の差として検出する．PCR-SSCP法では，まず，目的とする遺伝子の標的配列をPCRで増幅したあと，そのDNA断片をホルムアミドなどの変性剤存在下で加熱変性後に急速冷却し，一本鎖DNAに高次構造を形成させる．これを一定低温（15～20℃）の非変性条件下で電気泳動して，コントロールDNAと被検DNAの移動度の違いから塩基置換などの有無を解析する（**図Ⅶ-11**）．本法は，最適な分析条件が設定できれば，短時間で未知あるいは既知の遺伝子変異や多型を効率よく検出することができる．*ALDH2* 遺伝子の場合には，コドン487を含むエクソン12領域をプライマーセットP1-P5で増幅し，加熱変性および急冷却のあと，グリセロール含有のポリアクリルアミドゲルで電気泳動し，銀染色にてバンドを検出する．グリセロールは高次構造の維持に関与すると考えられている．銀染色は，蛋白質や核酸に銀錯体を結合させ，その錯体をホルムアミドなどで還元して金属銀を析出させること（銀鏡反応）によりバンドとして検出するものである．エチジウムブロマイドと比べると，100倍以上の検出感度があり，数十pgのDNAを含むバンドが検出可能である．

図Ⅶ-11 PCR-SSCP (PCR-single-strand conformation polymorphism) 法の基本原理

PCR-SSCP法による遺伝子変異検出の基本原理を示した．PCRで目的とする遺伝子の標的配列部分を増幅し，熱変性後に急速冷却して高次構造を形成させる．この高次構造を15～20℃の一定温度の非変性条件下，ポリアクリルアミドゲルで電気泳動し，染色後，バンドの移動度の差を観察する（『要点概説 遺伝子検査技術入門』より，一部改変）

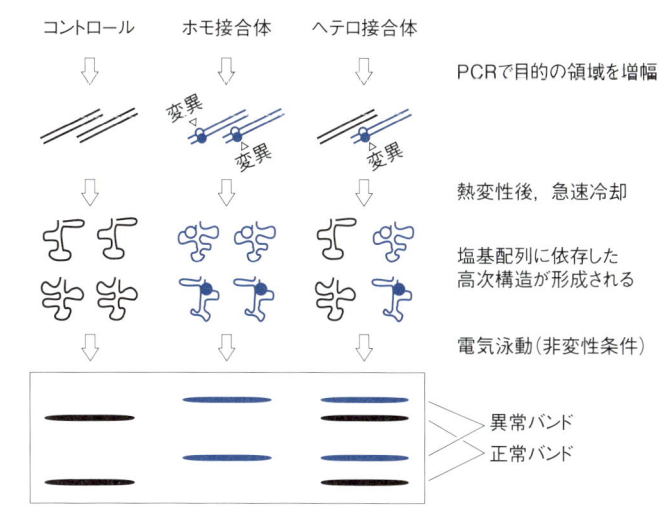

器具

- ARMS法で使用した器具類
- ポリアクリルアミドゲル電気泳動（PAGE）装置一式：ミニゲル作製ユニット（板ガラス120mm × 100mm，スペーサー0.75mm，12ウェルコームなど一式）および温度コントロールができる電気泳動槽がセットになったものを使用する．
- パワーサプライ
- 温度コントローラーつきの冷却水循環装置
- ヒートブロック（1.5mlチューブを90℃に加熱できるもの）
- 銀染色用トレイ
- 振盪装置：染色液が入った染色バットを揺らす装置

試薬の調製

■ PCRおよびアガロース電気泳動に使用するもの

プライマーP5以外の試薬類はARMS法で使用したものと共通である．各プライマーはTEに溶解し10μMに調製する．

P1 (forward) 5'-caa att aca ggg tca act gct-3'
P5 (reverse) 5'-acc agc aga ccc tca ag-3'

■ SSCP形成およびポリアクリルアミドゲル電気泳動に使用するもの

① ホルムアミド変性試薬：99%ホルムアミド（脱イオン）9.6ml，0.5M EDTA（pH 8.0）0.2ml，1g/dl BPB（ブロモフェノールブルー）0.1ml，1g/dl XC（キシレンシアノール）0.1mlを混和する．BPBは水に溶けにくいので，よく混和して懸濁液を分注する．1mlずつ小分けして-20℃に保存する．4℃保存で1カ月使用可能．

② 40%アクリルアミド/ビス溶液（2.6% C*：BioRad社 161-0148）：4℃に保存する．1～5% Cの範囲内では数字が小さいほどポリアクリルアミドの網目は大きくなる．SSCP法のように，高次構造の微妙な差を利用して分離する場合は，通常（3～4% C）よりも低い2% C前後がよいといわれている．

*% Cはアクリルアミドとビスの総和に対するビスの重量比．

③5 × TGE（EDTA 含有トリス-グリシン緩衝液，pH 8.3）：精製水約 300ml に Tris base（分子量 121.14）15.2g, グリシン 71.5g, 0.5M EDTA（pH8.0）5ml を溶解し，6N HCl で pH 8.3 に調整する．精製水で全量を 500ml にメスアップする．室温保存する．

④1 × TGE：③5 × TGE 100ml に精製水を加えて全量を 500ml にメスアップする．

⑤30％グリセロール溶液：グリセロール 30g を精製水に溶解し，全量を 100ml にメスアップする．

⑥TEMED（N, N, N', N'-tetramethylethylenediamine）：1ml 程度を小分けして 4℃保存する．

⑦10% APS（過硫酸アンモニウム）：APS 0.1g を精製水 1ml に溶解する．4℃保存で 2 週間使用可能．

■ 銀染色に使用するもの

市販キット EzStain Silver（アトー社 AE-1360）を使用する．本キットには，S-1 液（主成分：チオ硫酸ナトリウム），S-2 液（主成分：硝酸銀），S-3 液（主成分：水酸化ナトリウム），S-4 液（主成分：ホルムアルデヒド，チオ硫酸ナトリウム）の 4 つの試薬が含まれている．これを用いて以下の試薬を調製する．

①固定液：精製水 40ml にメタノール 50ml，酢酸 10ml，S-1 液 1ml を混和する．

②銀染色液：精製水 100ml に S-2 液 1ml を混和する．

③発色液：精製水 200ml に S-3 液 1ml，S-4 液 1ml を混和する．半量を 2 回に分けて使用する．

④停止液：精製水 100ml に酢酸 1ml を混和する．

分析対象試料

ARMS 法と同じ試料を用いる．

操作法

■ PCR で増幅後，アガロースゲル電気泳動で増幅産物を確認する

「ARMS 法の操作法」（p.86 〜 87）の手順に従い，プライマーセット P1-P5 で PCR を行い，3％アガロースで増幅産物を確認する．プライマーセット P1-P5 による PCR 増幅産物のサイズは 182bp である．

■ PCR 増幅産物を精製する

182bp のバンド以外にプライマーダイマーや非特異的バンドが認められたら，「吸着法」（p.73）あるいは「限外濾過法」（p.74）で増幅産物を精製しておく必要がある．PCR-SSCP 法は，高感度な銀染色によりバンドを検出するので，非特異的バンドが存在すると結果の解釈がむずかしくなる．非特異的バンドおよびプライマーダイマーが全く認められなければ省略してよい．

■ 増幅断片を熱変性・急冷却後, ポリアクリルアミドゲル電気泳動で分離する

① PAGE 用のゲルメーカーユニットを組み立てる.

② 7.5%グリセロール含有の14%ポリアクリルアミドゲルを以下の組成表に従って作製する. TEMED と 10% APS を除く試薬を 50ml のプラスチックチューブで混和する. ゲルメーカー (ミニゲル用: ゲルサイズ 90mm × 80mm × 0.75mm) がセットされていることを確認後, TEMED と 10% APS を混和してゲルメーカーに流し込み, コームをセットする. 1時間以上, 室温 (25℃前後) に静置してゲルを固める.

*通常 (特に大きいゲルを作製する場合) は, 気泡の混入やポリマー化の遅延を考慮して溶液を脱気して使用するが, よく洗浄されたミニゲルプレートを使用する場合には, 脱気しなくても大きな影響はない.

14%ポリアクリルアミドゲル (7.5%グリセロール含有) の作製

ミニゲル用 (全量 10ml)	終濃度	分注量
精製水	−	2.0ml
40%アクリルアミド/ビス溶液 (2.6 %C)	14%	3.5ml
5 × TGE	1 ×	2.0ml
30%グリセロール	7.5%	2.5ml
TEMED	0.1%	10μl
10% APS	0.05%	50μl

③ ゲルを電気泳動槽にセットして泳動槽に 1 × TGE を入れる. ゲル温度 (ゲルプレートが浸っている泳動緩衝液の温度) が 15℃付近で安定するまで約 1 時間冷却し, 200V で 10 ～ 20 分間程度予備通電しておく.

④ ホルムアミド変性試薬 9μl を 1.5ml チューブに分注し, これに PCR 増幅産物 1μl を入れる.

⑤ 90℃に設定したヒートブロックで 5 分間加熱後, 氷中で急冷却する. ゲルにアプライするまで氷中で保存する.

⑥ ゲルの試料ウェルを 1 × TGE で洗ったあと, ウェルに試料全量 (10μl) をアプライする. 試料をアプライしないウェルにはホルムアミド変性試薬 10μl をアプライする. ゲルの両端のウェルはバンドが歪みやすいので試料を入れないほうがよい.

⑦ 200V 定電圧で 4 ～ 6 時間泳動する. ゲル 1 枚あたり 20mA 程度となる. 泳動を開始するとゲル周辺の温度が若干上昇する. ゲルが浸っている泳動緩衝液が 25℃を超えると, SSCP の高次構造が崩れバンドが分離されなくなるので注意する. 100V で 12 ～ 16 時間泳動してもよい.

⑧ XC の青いラインがゲルから流れ出たら泳動を終了する.

■ 泳動後のポリアクリルアミドゲルを銀染色してバンドを検出する

① ゲルプレートごと電気泳動槽から外し, ゲルを取り出す.

② ゲルを銀染色用の固定液が 100ml 入ったトレイに入れ, 振盪装置

で揺らしながら10分以上固定する．このまま一晩固定してもよい．
③固定液を廃棄して，精製水を100ml入れ，振盪装置で揺らしながら10分間洗浄する．廃液を廃棄して，さらにこの操作を2回行う．
④ゲルを銀染色液100mlに入れ，10分間，振盪装置で揺らしながら銀イオンをゲル内に浸透させる．このときにはまだ染色像は見えない．銀染色液の廃液は専用容器（重金属の銀回収用ボトル）に入れ，塩酸を加えて銀イオンを塩化銀として沈殿させて上清だけを廃棄する．
⑤ゲルを精製水に5～10秒浸し，すぐに排液する．ゲルの洗浄時間は，ゲルの種類や厚さにより異なるので，あらかじめ適正な洗浄時間を検討しておく．長すぎるとバンドは薄くなる．
⑥ゲルを発色液100ml（200ml作製したものの半分）に入れて30秒間振盪混和後，発色液を捨てる．
⑦ゲルを再び発色液100ml（残りの半分）に入れ，振盪装置で攪拌しながら染色バンドの濃さを目視で確認する（5分～10分）．次の反応停止液に浸漬後も発色が進むので，適正な染色濃度の少し前に発色液を捨てる．
⑧ゲルを反応停止液100mlに入れ，10分間振盪後，排液する．
⑨精製水100mlを入れ，5分間振盪して排液する．この操作をもう1回繰り返す．
⑩白色光を下から当てて写真撮影する．
⑪陽性コントロール1（活性型 *ALDH2* のホモ接合体由来のゲノム DNA）と陽性コントロール2（不活性型 *ALDH2* のホモ接合体由来のゲノム DNA）のバンドの位置を基準にして，試料 DNA の遺伝子型を判断する．

結果の評価

図Ⅶ-12に PCR-SSCP 法による *ALDH2* 遺伝子多型の解析結果を示した．陽性コントロール1（活性型 *ALDH2* ホモ接合体）と陽性コントロール2（不活性型 *ALDH2* ホモ接合体）由来の PCR 増幅産物は，明らかに異なる2本のバンドとして認められた．試料 DNA 1 では陽性コントロール1と同じ位置に，試料 DNA 3 では陽性コントロール2と同じ位置にそれぞれ2本のバンドが認められた．したがって，試料 DNA 1 は活性型 *ALDH2* のホモ接合体（*1/*1），試料 DNA 3 は不活性型 *ALDH2* のホモ接合体（*2/*2）であると判断できる．さらに，陽性コントロール1と陽性コントロール2の両バンドに一致した4本のバンドが認められる試料 DNA 2 は，活性型と不活性型の両アリルをもつヘテロ接合体（*1/*2）であると判断することができる．図左には吸着法で精製した PCR 増幅産物，図右は精製処理をしない PCR 増幅産物の泳動像を示している．後者にはエチジウムブロマイド染色では検出されなかった多数のバンドが存在している．

図Ⅶ-12　PCR-SSCP法による*ALDH2*遺伝子多型解析の実例

PCR-SSCP法による*ALDH2*遺伝子多型の解析結果を示した．14％ポリアクリルアミドゲル（7.5％グリセロール含有）で，100V，12時間電気泳動し，銀染色したものである．レーン1は陽性コントロール1（活性型*ALDH2*ホモ接合体），レーン2は陽性コントロール2（不活性型*ALDH2*ホモ接合体），レーン3と6は試料DNA 1，レーン4と7は試料DNA 2，レーン5と8は試料DNA 3由来の増幅産物（182bp）のSSCPを示している．図左（レーン1～5）は吸着法で精製したPCR増幅産物，図右（レーン6～8）は精製処理をしないPCR増幅産物を用いた成績である．実線で示したバンドが，目的のPCR増幅産物由来のバンドである．結果の解釈は本文参照のこと

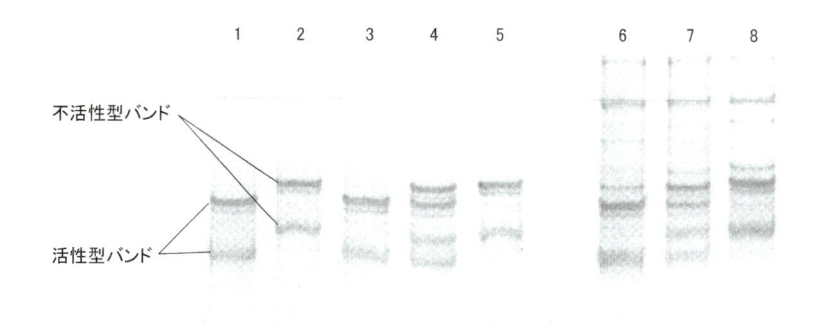

（奥宮敏可）

VII 遺伝子検査の応用

4 PCRによる核酸定量

> **予習項目**

①核酸定量の臨床的意義
② PCR による核酸増幅のカイネティクス（kinetics）

> **実習目標**

①さまざまな核酸定量法の基本原理および特徴を理解する．
②核酸定量に必要な基本的な手技を習得する．
③得られた実験結果を解釈するための分子遺伝学的な知識を習得する．

> **課題**

実験により得られた結果から試料中の標的核酸の量的評価を行う．また，実施した定量法の基本原理や手順，使用する装置や試薬などをもとに，その検出法の検出精度，迅速性，簡便性について他法と比較して考察する．

> **基本的事項**

臨床検査領域において「核酸を定量する」という場合には以下の2つの意味が考えられる．まず1つは細胞内における特定遺伝子の発現解析であり，もう1つは感染症の検査である．具体的には，前者は細胞増殖や分化にかかわる癌関連遺伝子を標的として当該 mRNA を定量し，その遺伝子の発現レベル（発現亢進あるいは発現抑制）や体内に残存する微小残存病変（minimal residual disease；MRD）を評価するものである．後者は細菌やウイルスのもつゲノム DNA やゲノム RNA，あるいはリボソーム RNA を標的として，そのコピー数を調べ，感染の有無や治療効果などを評価するものである．現在では，さまざまな基本原理による核酸定量法が，造血器腫瘍を中心とした腫瘍性疾患や感染症の検査に積極的に導入されている．今後，核酸定量法は臨床検査室においてますます重要な分析技術となると考えられる．古くから特定遺伝子の発現解析にはノーザンブロット法が用いられてきた．この方法は現在でも RNA の基本的な分析手法として研究室では利用されているが，操作が煩雑であることや，検出感度，定量性の面で限界があり，日常検査への導入は現実的に困難である．ここ数年，より効率的で高

感度な核酸定量法が開発され，臨床に応用されている（**表VII-3**）．これらは，PCR を基本原理とする方法としない方法に大別され，さらに後者は一定温度条件で核酸増幅するものと高感度な特異的プローブを用いるものに分類することができる．現在は PCR を基本原理とする方法が主流であるが，将来の臨床検査室への普及を意図して，サーマルサイクラーを必要とせず，一定温度で核酸増幅が可能な方法の研究開発が盛んに行われている．

表VII-3　さまざまな原理による核酸定量法

PCR を基本原理とする方法
・競合 PCR および競合 RT-PCR 法
・定量標準物質による非競合 RT-PCR 法（コバスアンプリコア）
・リアルタイム PCR 法

PCR を基本原理としない方法
・NASBA 法（TMA 法）　┐
・TRC 法　　　　　　　│
・LAMP 法　　　　　　 │
・SPIA および Ribo-SPIA 法　├ 一定温度で核酸を増幅する方法
・SDA 法　　　　　　　│
・PALSAR 法　　　　　 │
・ICAN 法　　　　　　 ┘
・分岐 DNA プローブ法　　┐
・DNA チップ（DNA マイクロアレイ）法　├ 特異的プローブによるハイブリダイゼーション

NASBA: nucleic acid sequence-based amplification
TMA : transcription-mediated amplification
TRC: transcription reverse-transcription concerned reaction
LAMP: loop-mediated isothermal amplification
SPIA: single primer isothermal amplification
SDA: strand displacement amplification）
PALSAR: probe alternation link self-assembly reaction
ICAN: isothermal and chimeric primer-initiated amplification of nucleic acid
（『要点概説 遺伝子検査技術入門』より，一部改変）

PCR による核酸定量の問題点とその克服方法

PCR を利用した核酸定量を行う際の最大の問題は，最終的な増幅産物量が初期（鋳型）核酸量を正確に反映しない点である．通常の PCR 法はきわめて検出感度が高い反面，反応の終盤には基質類（dNTPs，プライマーなど）の枯渇や酵素の失活，dNTPs 由来のピロリン酸の蓄積，増幅断片同士の再会合などが生じ，増幅効率が急激に低下して増幅反応は完全にプラトーとなる．その結果，サイクル数と初期 DNA 量との間に一定の関係がなくなる（p.60「VI　遺伝子検査の基礎技術：PCR」の項参照）．この問題を克服する方法としては，鋳型 DNA を限界希釈する方法（限界希釈法）や増幅反応に競合する鋳型 DNA（コンペティター）を加える方法（競合 PCR 法）が行われてきたが，定量精度や測定レンジ幅，試料処理効率などの問題から臨床には導入しにくいものであった．一方，リアルタイム PCR（real time PCR）法は，その定量精度や迅速性，さらに応用範囲の広さから，現在最も注目されている核酸定量法の一つである．

1 PCR のタイムコースによる核酸量の相対的評価

方法・原理
異なるコピー数の鋳型 DNA を含む 2 種類の試料を対象として PCR を行い，各サイクルで反応を止めて増幅産物量を調べ，サイクル数と増幅産物の関係からその相対的なコピー数の違いを推測する．

器具・試薬
PCR およびアガロースゲル電気泳動に必要な試薬類と装置（p.84〜85 参照）．

分析対象試料
ここでは，任意の標的遺伝子が組み込まれたプラスミドを異なる濃度（コピー数）に調製した 2 種類の試料を作製して，その相対的な核酸量を評価する．組換え体がない場合には，任意の PCR 増幅産物を試料として，Exonuclease I で過剰のプライマーを消化したのち精製し，濃度を求めてコピー数を算出する（p.102 参照）．それを原液としてキャリヤー DNA（10 μg/ml サケ精子 DNA）で段階希釈してもよい．
①試料 1（10^6 コピー /2 μl に調製された鋳型 DNA）
②試料 2（10^4 コピー /2 μl に調製された鋳型 DNA）

操作法
①標的遺伝子に対するプライマーセットを用いて，コピー数の異なる試料 1 と 2 の PCR を行う（p.86 参照）．その際，それぞれの試料について PCR チューブを 7 本作製して同時に PCR を始める．サイクル数は 50 サイクルに設定する．
② PCR 開始後，20，25，30，35，40，45，50 サイクル後に，PCR チューブをサーマルサイクラーから抜いて氷中で保存する．
③ 50 サイクルが終了したら，すべての PCR チューブの増幅産物をアガロースゲルで電気泳動し，泳動パターンを写真に撮る．

結果の評価
図Ⅶ-13 に PCR のタイムコースの一例を示した．試料 1 では 25 サイクルから，試料 2 では 30 サイクルからバンドが認められ，さらに，これらのバンドの濃さを比較すると後者がやや薄いことがわかる．このことから，両増幅産物量が同じときのサイクル数の差は 5 以上，10 以下であるものと予想される．したがって，試料 1 には試料 2 よりも高コピー数の標的 DNA が含まれ，その差は 2^5〜2^{10} 倍，すなわち 32〜1,024 倍であることが推測される．

図Ⅶ-13　PCRのタイムコースの実例

異なるコピー数の標的DNAを含む試料1と2の各サイクルでのPCR増幅産物（758bp）を示した．試料1には10^6コピー/$2\mu l$，試料2には10^4コピー/$2\mu l$の標的DNAが含まれている．試料1では25サイクルからバンドが出現し，35サイクル付近でプラトーに達している．試料2では30サイクルからバンドが出現し，40サイクル付近でプラトーに達している．したがって，40サイクル以降では両試料中の標的DNA量の違いを評価することはむずかしい．結果の解釈は本文参照のこと

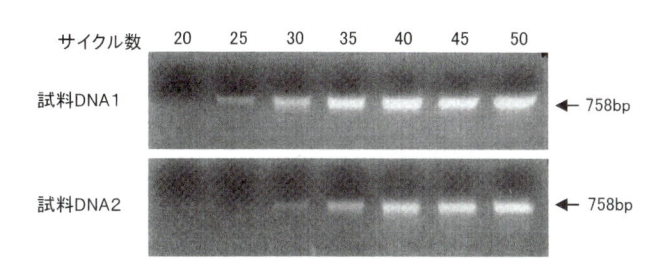

2　競合PCR法

方法・原理

競合PCR（competitive PCR）は，PCRを行う際に標的DNA（未知濃度）と競合するコンペティターDNA（既知濃度）を混和し，両者由来の増幅産物の比から，目的とするDNA量を算出する方法である（図Ⅶ-14）．あらかじめ標的DNAとは異なるサイズのコンペティターDNAを作製しておき，これをDNA未知量のサンプルへさまざまな濃度となるように添加してPCRを行う．もし，試料中に標的DNAがなければ，コンペティターDNA由来のバンドだけ増幅され，逆に標的DNAが大量に存在すれば，その分だけコンペティターDNA由来のバ

図Ⅶ-14　競合PCR法の基本原理

競合PCR法による核酸定量の基本原理を示した．標的DNAの増幅領域の一部を欠失した構造のコンペティターDNAをあらかじめ作製し，その基準原液をもとに既知濃度の段階希釈液を調製する．これを未知濃度の標的DNAを含む試料DNAに一定量混和して一組のプライマーセットでPCRを行う．試料中の標的DNAとコンペティターDNAが競合するために，最終的な増幅産物の量は試料中の両DNAの初期濃度に依存することとなる．したがって，標的DNAとコンペティターDNAの増幅産物量が等しいとき（図では10^4のレーン）のコンペティターDNA初期量が，試料中の標的DNA量ということとなる（『要点概説 遺伝子検査技術入門』より，一部改変）

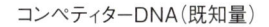

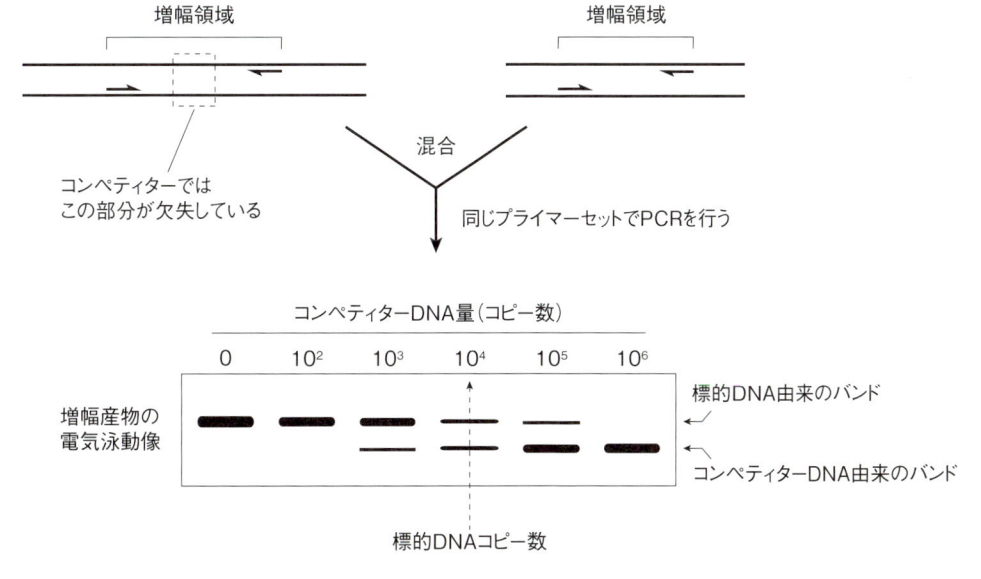

ンドは増幅されなくなる．したがって，両者由来の増幅産物量が同じときのコンペティター DNA 量が，その標的 DNA の初期コピー数ということとなる．分析対象が RNA の場合には，標的 RNA 配列をもつコンペティター RNA を作製し，逆転写後に競合 PCR を行う．

器具・試薬

① PCR およびアガロースゲル電気泳動に必要な試薬類と装置（p.84 〜 85 参照）

② 標的核酸の一部塩基を欠失させたコンペティター DNA の段階希釈系列

競合 PCR を行う際には，同じプライマーセットで増幅しても，増幅産物の長さが試料 DNA 由来のものとは異なるようにデザインした既知濃度のコンペティター DNA が必要である．通常は，2 つのプライマーで挟まれた標的配列の一部を人工的に欠失させた DNA をつくり，プラスミドなどに組み込むことにより作製する．このコンペティター DNA 原液をキャリヤー DNA（10 μg/ml サケ精子 DNA）で段階希釈してコンペティター DNA 希釈系列を作製する．キャリヤー DNA は，DNA 溶液を高倍率に段階希釈する場合に用いられ，低濃度に希釈された DNA がプラスチック容器やチップなどに吸着されるのを防ぐために使用する．ここでは，0，10^3，10^4，10^5，10^6，10^7，10^8，10^9 コピー /2 μl の 8 本の段階希釈溶液を作製した．DNA の濃度（μg/ml）からコピー数への換算式を以下に示す．

コンペティター（2 本鎖 DNA の場合）のコピー数＝（$A \times 6.02 \times 10^{14}$）÷（$B \times 331 \times 2$）（コピー /μl）

（精製されたコンペティター DNA の濃度：A μg/ml，コンペティター DNA の全塩基数：B bp，1 ヌクレオチド（Na 塩）の平均分子量：331，アボガドロ数：6.02×10^{23}）

③ プライマーセット：コンペティター DNA と標的 DNA の共通配列部分に相補的で，かつコンペティターの欠失部分を挟んだ位置に 2 つのプライマーがデザインされている．

分析対象試料

p.100 参照．

① 試料 1（10^6 コピー /2 μl に調製された鋳型 DNA）

② 試料 2（10^4 コピー /2 μl に調製された鋳型 DNA）

操作法

PCR やアガロース電気泳動の手順は p.86 〜 87 を参照のこと．

① 最終反応液量が PCR チューブ 1 本あたり 25 μl（鋳型 DNA を 4 μl 含む）の PCR master mixture を必要量（試料数 × コンペティター希釈系列数）調製する．ここでは，試料が 2 本でコンペティター DNA 希釈系列が 8 本なので 16 本分調製する．

② 試料 1 と 2 をそれぞれ 8 本の 0.2 ml PCR チューブに 2 μl ずつ分注す

③コピー数の異なる8種類のコンペティターDNA希釈系列（0，10^3，10^4，10^5，10^6，10^7，10^8，10^9 コピー/2μl）を，試料が入った8本のPCRチューブに2μlずつ混和する．

④これらのPCRチューブにPCR master mixtureを21μl分注し，PCRを開始する．

⑤PCR終了後，アガロースゲルで電気泳動し，その泳動パターンを写真に撮る．

結果の評価

図Ⅶ-15に，競合PCRによる核酸定量の一例を示した．同じプライマーセットを用いたPCRにより，試料由来の標的DNAからは758bp，コンペティターDNAからは350bpのバンドが増幅されている．試料1では10^6コピー/2μlのレーン，試料2では10^4コピー/2μlのレーンで，試料DNAとコンペティターDNA由来の増幅産物のコピー数がほぼ同じであると判断できる（図中矢印参照）．したがって，定量したい標的DNAは，試料1中には10^6コピー/2μl，試料2中には10^4コピー/2μl含まれていると判断することができる．

図Ⅶ-15 競合PCRの実例

競合PCRによる核酸定量の一例を示した．758bpのバンドは試料中の標的DNA由来の増幅産物を示し，350bpのバンドはコンペティターDNA由来の増幅産物を示す．PCRは35サイクル行い，2％アガロースゲルで100V，15分間，電気泳動したものである．結果の解釈は本文参照のこと

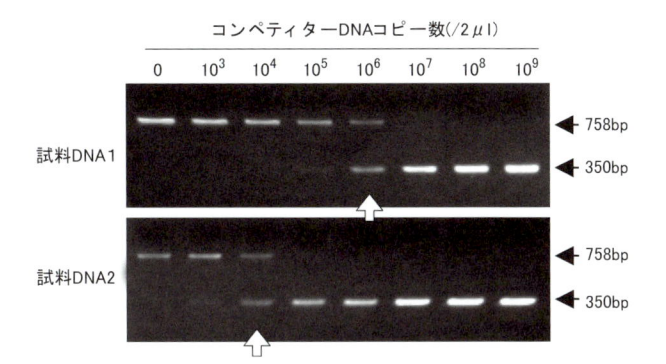

3 リアルタイムPCR法によるグリセルアルデヒド-3-リン酸デヒドロゲナーゼmRNAの定量

方法・原理

リアルタイムPCR法とは，サイクルごとの増幅産物量をモニターし，そのカイネティクスから初期核酸量を求める方法である（図Ⅶ-16）．通常のPCRが一定サイクル数に達したときの増幅産物を検出するのに対し，リアルタイムPCR法は一定の増幅産物量に達するまでのサイクル数（図Ⅶ-16中のC_t；threshold cycle）を検出する方法である．すなわち，通常のPCRでは反応がプラトーになる前の指数増幅領域での

図Ⅶ-16 リアルタイム PCR 法の基本原理

異なるコピー数の標的 DNA が含まれる 3 つの試料 A, B, C を分析対象として, リアルタイム PCR 法および通常の PCR 法を行い, その定量性を比較したものである. 通常の PCR はエンドポイント法であるため, 試料 A, B, C の標的 DNA の初期コピー数を比較できるのは 20 サイクルで PCR を止めたときだけである. 一方, リアルタイム PCR では, 増幅産物が規定値に達したときのサイクル数 (threshold cycle; C_t) を検出することで核酸定量を行う方法である. この図で示すように, C_t は初期 DNA コピー数の一次関数として表現できる. したがって, 既知濃度の基準試料を用いてあらかじめ検量線 (図右下) を作製しておけば, 未知濃度試料の C_t から標的 DNA の初期コピー数を求めることができる (『要点概説 遺伝子検査技術入門』より, 一部改変)

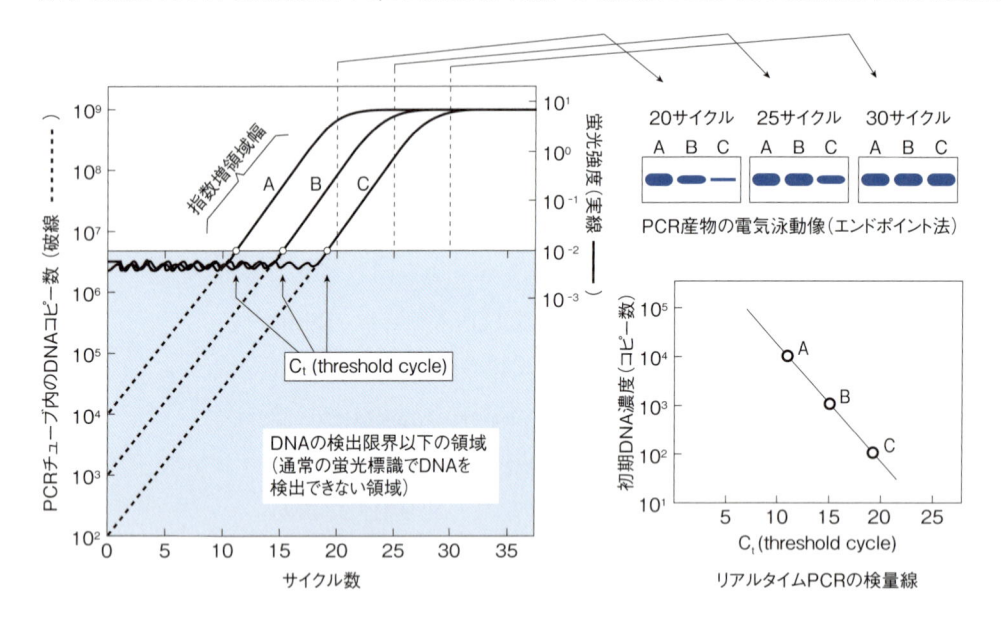

み定量性が成立するが, リアルタイム PCR では理論的には全サイクル領域で定量が可能である. あらかじめ既知濃度の標的 DNA を含む基準液を用いて C_t を求め, 検量線を作成しておけば, 試料中の標的 DNA を定量することができる. リアルタイム PCR による核酸定量は, PCR の増幅効率 (**図Ⅶ-16** の破線の傾き) が分析対象となる試料や基準液において常に一定であることが前提となる. **図Ⅶ-17** はリアルタイム PCR のカイネティクスならびに核酸定量への平均増幅効率の影響についてまとめたものである. 図が示すように, PCR における平均増幅効率は, 核酸定量の検出感度や測定レンジに直接影響を与えることがわかる. リアルタイム PCR では, 反応の過程で生じる増幅産物の量をサイクルごとにモニターする必要がある. 現在実用化されているモニタリングシステムとしては, インターカレーション法と特異的蛍光プローブ法の 2 つの方法がある. また, このモニタリングシステムと温度コントロールの機能を利用して融解曲線分析 (melting curve analysis) を行えば, PCR 後のプライマーダイマーや非特異的産物の有無, 遺伝子変異や多型を容易に検出することができる.

■ 増加産物のモニタリング法
インターカレーション法

インターカレーション法とは, 二本鎖 DNA に結合して蛍光を発するインターカレーター性の蛍光色素 (SYBR Green や Pico Green など) を用いて PCR 増幅産物をモニターする方法である. サイクルごとに標的

図Ⅶ-17 リアルタイム PCR のカイネティクス

リアルタイム PCR の平均増幅効率と定量性（検出感度と測定レンジ幅）の関係について示した．リアルタイム PCR は理論的な核酸定量が行えることが最大の特徴である（『要点概説 遺伝子検査技術入門』より，一部改変）

PCRによる核酸増幅は以下の式で定義される．

$$[DNA_n] = [DNA_0] \times (1 + E)^n$$

$[DNA_0]$：核酸初期量，$[DNA_n]$：核酸増幅量，n：サイクル数，E：平均増幅効率（$0 < E < 1$）

両辺の対数をとると，

$$\log[DNA_n] = \log[DNA_0] + \log(1 + E)^n$$
$$= \log[DNA_0] + n \cdot \log(1 + E)$$

threshold cycle（C_t）は，定量性が確保された指数関数的増幅領域に位置するので，サイクル数がC_tのときのDNA増幅量を$[DNA_t]$とすると，

$$\log[DNA_t] = \log[DNA_0] + C_t \cdot \log(1 + E)$$

この式は以下のように書き換えることができる．

$$\log[DNA_0] = -\log(1 + E) \cdot C_t + \log[DNA_t] \quad \cdots\cdots \text{ただし，}C_t\text{が指数増幅領域に位置することを前提とする．}$$

つまり，$\log[DNA_0]$をy軸，C_tをx軸，$-\log(1 + E)$を傾きとした直線検量線が成立する．
したがって，検量線の傾きは平均増幅効率（E）によって規定されることとなり，$E = 10^{-検量線の傾き} - 1$で表される．
この式から平均増幅効率（E）と検量線の関係を調べ，核酸定量への影響を考察すると以下のようになる．

$E = 1.00$のとき → 傾き $= -0.301$ → 初期DNA量10倍あたり$1/0.301$（約3.3）サイクルの変化
$E = 0.75$のとき → 傾き $= -0.243$ → 初期DNA量10倍あたり$1/0.243$（約4.1）サイクルの変化
$E = 0.50$のとき → 傾き $= -0.176$ → 初期DNA量10倍あたり$1/0.176$（約5.7）サイクルの変化

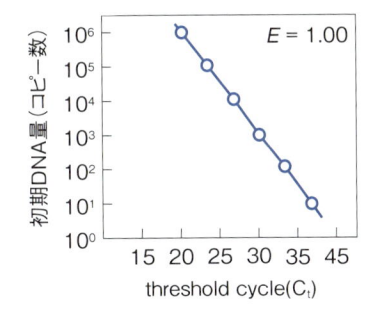

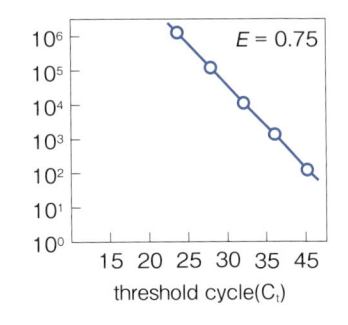

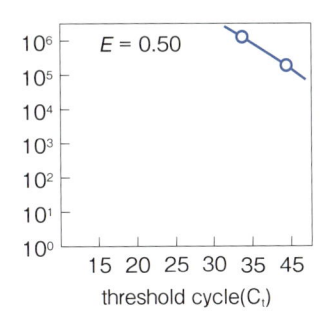

すなわち，平均増幅効率（E）の低下は，検量線の右方移動および傾斜角度低下をもたらし，核酸定量における検出感度低下ならびに測定レンジ幅減少に直接影響する

配列が増幅されると，その二本鎖DNAに蛍光色素が結合して蛍光強度を増加させることを利用したものである．この方法は，特別なプローブが不要で既存のPCRの反応条件をそのまま利用でき，しかも比較的高感度な方法である．しかし，非特異的な増幅産物やプライマーダイマーが混在する場合には，それらの蛍光が干渉し正確な定量はできない．一方，特異的蛍光プローブ法は目的の増幅産物だけを検出しようとする方法で，現在，5'ヌクレアーゼアッセイ法（TaqMan®ケミストリー：アプライドバイオシステムズ社）やハイブリダイゼーションプローブ法（ロシュ・ダイアグノスティックス社）などの方法が実用化されている．

5'ヌクレアーゼアッセイ法

5'ヌクレアーゼアッセイ法は，1種類の蛍光プローブと Taq DNA ポリメラーゼの 5'→3' エクソヌクレアーゼ活性を利用した方法である．本法では，TaqMan プローブと呼ばれる特殊なオリゴヌクレオチドプローブを使用して増幅産物の検出が行われる．TaqMan プローブは 2 つの PCR プライマーに挟まれる位置にデザインされており，このプローブの両端にはリポーター色素（5'側）とクエンチャー色素（3'側）の 2 種類の蛍光色素が標識されている．プローブ両端の 2 つの蛍光色素が一定の物理的距離を保っている状態では，励起光を照射しても発光エネルギーの一部がクエンチャーに転移するため，リポーター色素の発光量は減衰している．この蛍光共鳴エネルギーの転移現象は，fluorescence resonance energy transfer（FRET）と呼ばれている．次の過程でプライマーからの DNA 伸長がプローブに達すると，Taq DNA ポリメラーゼの 5'→3' エクソヌクレアーゼ活性によって 5'側から TaqMan プローブが分解される．この分解により遊離したリポーター色素は，クエンチャーからの抑制を免れ，本来の強さで蛍光を発するようになる．その結果，Taq DNA ポリメラーゼが標的 DNA 領域を合成した分だけ蛍光強度が増大することとなる．

ハイブリダイゼーションプローブ法

ハイブリダイゼーションプローブ法も励起波長の異なる 2 種類の蛍光色素による FRET 効果を利用したものである．この方法では，2 種類のオリゴヌクレオチドプローブを用いて増幅産物の検出が行われるが，それぞれのプローブには別々の蛍光色素（ドナー色素とアクセプター色素）が標識されている．2 つのプローブは 1～3 塩基の隙間をあけて標的増幅産物に結合するようにデザインされているため，アニーリングの過程で 2 種類の蛍光色素は増幅断片に近接して結合することとなる．その結果，一定の励起光下ではドナー色素からアクセプター色素へのエネルギー転移が生じる．このアクセプター色素の蛍光強度を測定すれば，増幅産物の量をモニターすることができる．

本稿では，グリセルアルデヒド-3-リン酸デヒドロゲナーゼ（GAPDH）の mRNA を標的核酸として，インターカレーション法（SYBER Green I）を用いたリアルタイム PCR による核酸定量法について解説する．

器具
- ライトサイクラー（LightCycler® DX400）
- ライトサイクラー専用遠心機
- ライトサイクラー専用キャピラリー（20μl 用）
- 滅菌遠心チューブ（1.5ml 用）
- マイクロピペットと滅菌チップ

VII 遺伝子検査の応用

図VII-18 ライトサイクラーの外観と周辺機器

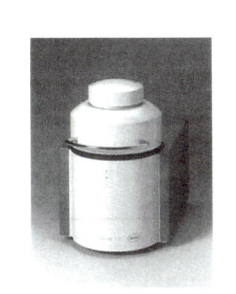

ライトサイクラー本体（測光部）　カローセル　キャピラリー

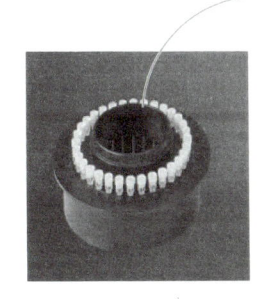

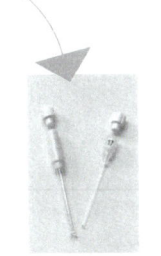

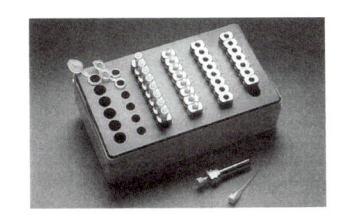

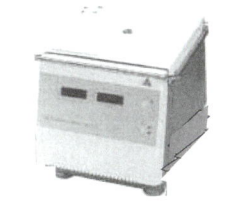

冷却アルミブロック　キャピラリー遠心機

*ライトサイクラーの周辺機器を図VII-18に示す．ライトサイクラーに関する装置・試薬などの詳細は，ロシュアプライドサイエンスのホームページ（http://www.roche-biochem.jp/）から，ライトサイクラーに入り，LightCycler® DX400を選ぶと閲覧することができる．

試薬

①ライトサイクラー DNA マスター SYBR Green I（Fast PCR SYBER GREEN I Amplification Reagent Kit：ロシュ・ダイアグノスティックス社）

このマスター溶液中には，10×反応バッファー，*Taq* DNA ポリメラーゼ，dNTP ミックス（dTTP の代わりに dUTP を含む），SYBR Green I および 10mM $MgCl_2$ が含まれている．また，PCR グレード精製水および Mg 濃度調整用の 25 mM $MgCl_2$ も別添されている．

②プライマーセット（タカラバイオ社：Perfect Real Time サポートシステムを利用）

　　GAPDH プライマー F（forward）：
　　　5'-GCA CCG TCA AGG CTG AGA AC-3'
　　GAPDH プライマー R（reverse）：
　　　5'-TGG TGA AGA CGC CAG TGG A-3'

このプライマーセットは，GAPDH cDNA のエクソン 4〜5 の領域を増幅し，その増幅産物のサイズは 138 bp（cDNA# 275-412）である．

③核酸定量に用いる標準物質と定量方法

定量 PCR には，既知濃度の標準液で検量線を作成して定量値を出す絶対定量法と，高濃度の検体（RNA あるいはその cDNA）や PCR 産物などを 10 倍ごとに希釈をして仮定量値を求めたり，定量点までのサイクル数からおよその定量値を算出し，検体に共通の内部標準物質との比で定量値を算出する相対定量法がある．なお，HCV や HBV の定量であれば，すでに定量された検体を標準試料として用いることもできる．ここでは，プラスミド標準液を用いた絶対定量法について解説する．

*Perfect Real Time サポートシステムは，タカラバイオ社のホームページから合成受託に入り（http://catalog.takara-bio.co.jp/jutaku/），リアルタイム PCR 用プライマー合成を選択して，Perfect Real Time サポートシステム（http://www.takara-bio.co.jp/prt/intro.htm）を選ぶことで利用できる．増幅領域は NCBI の Web サイト中の GenBank を選択し，アクセション番号 NM_002046 より詳細な情報が入手できる．

分析対象試料

①陽性コントロール：2×10^3 および 2×10^5 コピー/μl のプラスミド標準液

②陰性コントロール：mRNA の代わりに PCR グレード精製水を用いて逆転写反応を行った試料

③被検細胞由来の mRNA から逆転写反応により合成した cDNA 試料（p.58 参照）

操作法

■ プラスミド標準液の作製

①「Ⅷ-1　プラスミド DNA の調製」(p.114) および「Ⅷ-2　クローニング」(p.120) の項に従って精製した DNA 溶液の吸光度を測定する．

②プラスミド原液中の標的遺伝子のコピー数を計算する (p.102 参照)．

プラスミド原液のコピー数（コピー/μl）＝ $(A \times 6.02 \times 10^{-14}) \div (4{,}500 \times 331 \times 2)$

〔プラスミドベクター分子サイズ：3,900bp，標的遺伝子（挿入遺伝子）の分子サイズ：600bp，プラスミド全体の分子サイズ：3,900 + 600 = 4,500bp，プラスミド原液の濃度＝A μg/ml（$A \times 10^{-9}$g/μl），1 ヌクレオチド（Na 塩）の平均分子量：331，アボガドロ数：6.02×10^{23}〕

③プラスミド原液のコピー数（コピー/μl）をもとに，TE（EDTA 含有トリス塩酸緩衝液，pH 8.0）で，2×10^2，2×10^4 および 2×10^6 コピー/μl のプラスミド標準液を作製する．

■ 測定

①下表の試薬組成に従い，マスターミックス（ライトサイクラー DNA マスター SYBR Green I），25 mM $MgCl_2$，プライマーを検体数＋α 分を 1.5ml チューブに分注し，プレミックス試薬を作製する．

プレミックス試薬の調製

最終容量＝20μl/tube（鋳型 cDNA 5μl 含む）	終濃度	1 サンプル（μl）
滅菌精製水	－	8.6
マスターミックス*	－	2.0
25 mM $MgCl_2$*	3.0 mM*	2.4
20μM プライマー F (forward)	1.0μM	1.0
20μM プライマー R (reverse)	1.0μM	1.0

* マスターミックス中にも $MgCl_2$ が 10mM 含まれているので，別に添加する 25mM $MgCl_2$ と合わせて Mg の最終濃度は 4.0mM となる

②ライトサイクラー専用のキャピラリーを，標準液（各濃度 2 本以上），コントロール，検体数分用意し，測定順に専用の冷却アルミブロックに順番に並べる．

③専用キャピラリーに，プレミックス試薬を 15μl ずつ分注する．

④あらかじめ作成したワークシートに従い，標準液，コントロール，検体を 5μl ずつ分注する．ワークシートの一例を**表Ⅶ-4**に示した．

⑤キャッピングツールでキャピラリーに蓋をし，専用の遠心機で遠心

表Ⅶ-4 ワークシート

#	検体名
1	STD.1 10^3 copies
	STD.1 10^3 copies
2	STD.2 10^5 copies
	STD.2 10^5 copies
3	STD.3 10^7 copies
	STD.3 10^7 copies
4	Negative control
5	Positive control.1 10^4 copies
6	Positive control.2 10^6 copies
7	Sample.1
.	.
.	.
.	.

表中のコピー数は，最終反応液 20 μl 中のコピー数（絶対量）を示している．たとえば，STD.1 は 2×10^2 コピー /μl，STD.2 は 2×10^4 コピー /μl，STD.3 は 2×10^6 コピー /μl のプラスミド標準液をそれぞれ 5 μl 加えているので，最終反応液中のコピー数は STD.1 が 10^3 コピー，STD.2 が 10^5 コピー，STD.3 が 10^7 コピーとなる

する．

⑥カローセルを本体にセットして，以下のプログラムで測定を開始する．

リアルタイム PCR プログラム設定

反応ステップ	温度（℃）	反応時間	温度コントロール	サイクル数
初期加熱	95	10 分	—	1
①変性	95	10 秒	—	
②アニーリング	63 → 58	10 秒	$\Delta 0.5$℃ / サイクル	45
③伸長反応	72	16 秒	—	
追加伸長反応	72	5 分	—	1
融解曲線分析	58 → 95		0.1℃ / 秒	

結果の解釈　リアルタイム PCR による核酸定量の実例を図Ⅶ-19，-20 に示す．解析終了後に以下の分析パラメーターや増幅曲線，検量線などを調べて，定量性が確保されていることを確認する．

図Ⅶ-19 の結果から，検体（Sample.1）中の GAPDH cDNA コピー数は，$1.14 \times 10^6 \div 5 \fallingdotseq 2.3 \times 10^5$ コピー /μl となる．

図Ⅶ-19 分析後のレポートの一例

GAPDH
Experiment
Creation Date 2007/07/02 11:28:38   Last Modified Date 2007/07/02 12:44:45
Operator System Admin   Owner System Admin
Start Time 2007/07/02 11:33:55   End Time 2007/07/02 12:43:04
Run State Completed   Software Version LCS4 4.0.0.23
Macro   Macro Owner
Templates GAPDH
Run Notes

Absolute Quantification
Results

			①	②	③	④
Inc	Pos	Name	Type	CP	Concentration	Standard
☑	1	STD.1	Standard	33.17	6.82E2	1.00E3
☑	2	STD.1	Standard	32.31	1.09E3	1.00E3
☑	3	STD.2	Standard	23.72	1.28E5	1.00E5
☑	4	STD.2	Standard	23.56	1.40E5	1.00E5
☑	5	STD.3	Standard	16.16	8.53E6	1.00E7
☑	6	STD.3	Standard	16.12	8.74E6	1.00E7
☑	7	Negative control	Unknown	>45.00		
☑	8	Positive control.1 (10^4)	Unknown	28.03	1.47E4	
☑	9	Positive control.2 (10^6)	Unknown	19.81	1.13E6	
☑	10	Sample.1	Unknown	19.78	1.14E6	

* CP (crossing point): リアルタイム PCR では，あらかじめ規定した蛍光強度に達したときの理論的サイクル数（C_t; threshold cycle）を求めることにより初期核酸コピー数が算出される（p.104 参照）．この C_t を求める方法には，増幅曲線と閾値の交点を求める方法（crossing point 法）と増幅曲線の二次導関数の最大値から求める方法（2nd derivative maximum 法）がある．ここでは前者の方法で求めた CP 値を用いて測定を行う．

■ 反応終了後に行う確認事項—1

解析終了後に，図Ⅶ-19 に示した画面で以下の数値を確認する．
①サンプルのタイプと濃度が正しくセットされていること．正しくないと CP（crossing point）値*が大きく変わる．
②プラスミド標準液の CP 値が毎回ほぼ同じであること．このことにより，毎回反応が同じような条件で進行したことを示している．
③定量値に＜あるいは＞がついていないこと．検量線延長線上での推量値であることを意味する．

■ 反応終了後に行う確認事項—2

解析終了後に，図Ⅶ-20 の3つの図で以下のことを確認する．
①増幅曲線が阻害されることなくサイクルごとに指数関数的に増幅していること（図Ⅶ-20-a）．このことで，PCR 反応の阻害の有無が確認できる．
②検量線の上に校正値の各2点が再現性よく並んでいること（図Ⅶ-20-b）．バラツキが大きいときは，悪いほうの1点を外して再度，検量線を引き直すことができる．これにより測光定量の再現性をある程度知ることができる．
③融解曲線（メルティングカーブ：図Ⅶ-20-c）のピークの位置がすべて同一であること．これにより非特異的な増幅や増幅領域に変異のあるサンプルを見つけ出すことができる．

図Ⅶ-20　ライトサイクラーによる核酸定量の一例

a：増幅曲線

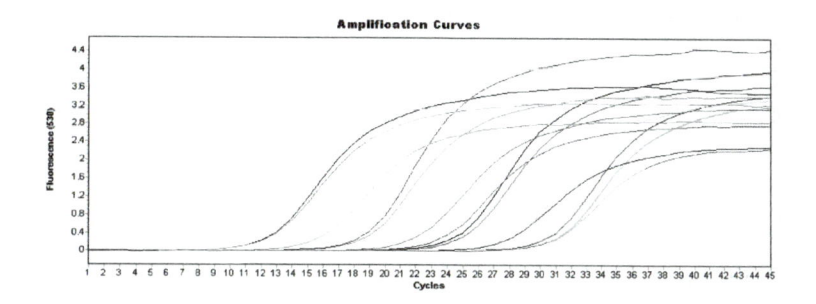

b：検量線

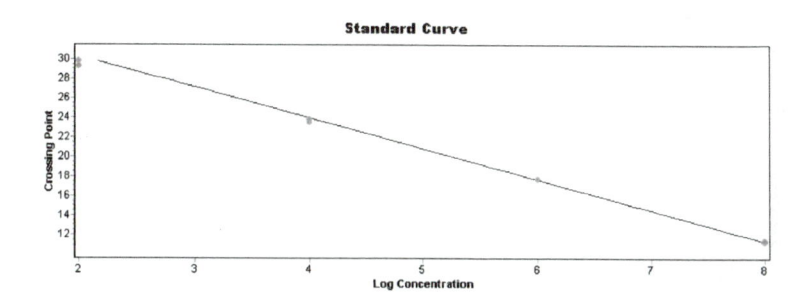

c：融解曲線（微分）

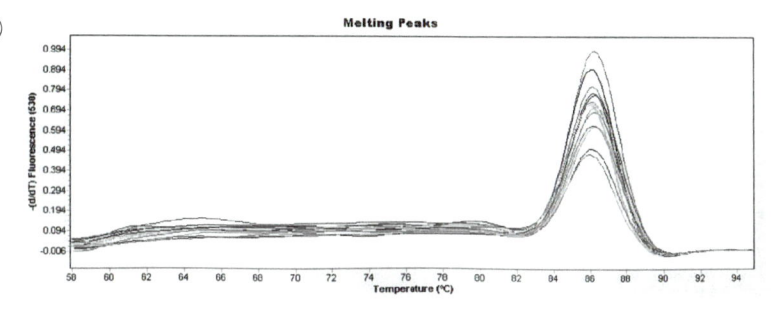

文献：
1) 谷口武利編：無敵のバイオテクニカルシリーズ　分子生物学実験カード．羊土社，1998．
2) 中山広樹，西方敬人：バイオ実験イラストレイテッド第1巻　分子生物学実験の基礎．秀潤社，1999．
3) 中山広樹，西方敬人：バイオ実験イラストレイテッド第2巻　遺伝子解析の基礎．秀潤社，1995．
4) 中山広樹：バイオ実験イラストレイテッド第3+巻（新版）　本当にふえるPCR．秀潤社，1999．
5) 真壁和裕：バイオ実験イラストレイテッド第4巻　苦労なしのクローニング．秀潤社，1998．
6) 奥宮敏可：要点概説 遺伝子検査技術入門．リーブル出版，2001．
7) Sambrook, J. et al. : Molecular cloning ; A laboratory manual. Cold Spring Harbor Laboratory, Cold Spring Harbor, New York, 2000.
8) Takeshita T. et al. : Characterization of the three genotypes of low Km aldehyde dehydrogenase in a Japanese population. *Hum Genet*, 94: 217〜223, 1994.
9) Hiyama T. et al. : Genetic polymorphisms and esophageal cancer risk. *Int J Cancer*, 121: 1643〜1658, 2007.
10) Newton, C.R. et al. : Analysis of any point mutation in DNA;The amplification refractory mutation system (ARMS). *Nucleic Acids Res*, 17: 2503〜2516, 1989.
11) Grompe, M. : The rapid detection of unknown mutations in nucleic acids. *Nat Genet*, 5: 111〜117, 1993.
12) Haliassos, A. et al. : Modification of enzymatically amplified DNA for the detection of point mutations. *Nucleic Acids Res*, 17: 3603,1989.
13) Mitsubuchi H. et al. : Gene analysis of Mennonite maple syrup urine disease kindred using primer-specified restriction map modification. *J Inherit Metab Dis*, 15: 181〜187, 1992.
14) Orita M. et al. : Detection of polymorphisms of human DNA by gel electrophoresis as single-strand conformation polymorphisms. *Proc Natl Acad Sci USA*, 86: 2766〜2770, 1989.
15) Poiesz, B.J. et al. : The use of the polymerase chain reaction in the detection, quantification and characterization of human retroviruses. *In* de la Maza,L.M. & Peterson,E.M.（ed.）：Medical Virology 9. Plenum Press, New York, 1990, 47〜75.
16) Neumaier, M. et al. : Fundamental of quality assessment of molecular amplification methods in clinical diagnostics. *Clin Chem*, 44: 12〜26, 1998.

（①②奥宮敏可，③：奥宮敏可・上野一郎）

VIII

遺伝子検査の発展

VIII 遺伝子検査の発展

1 プラスミドDNAの調製

予習項目

①プラスミドとはどのようなものか．
②プラスミドはどのよう目的で使用されるか．

実習目標

プラスミドDNAを精製するための原理を理解し，実際に実施できる．

1 DNAの精製──ボイル法

課題
煮沸という簡単な方法でDNAを精製する方法を習得する．

原理
宿主である細菌のゲノムDNA，種々のRNA，さらに菌体を構成している蛋白質・脂質などを取り除く必要がある．はじめに菌体を破壊し，同時にゲノムDNA・蛋白質・脂質などを変性，沈殿させるために煮沸変性を行い，粗抽出液を得る．次いで，アルコール沈殿によりDNAのみを沈殿させる．一般的にはRNAの混在がないことが望ましいのでRNAの除去を行う．

器具
＜個人単位＞
・1.5 ml滅菌マイクロチューブ（2本）
・50 ml滅菌チューブ
・マイクロピペット
・滅菌チップ
・ボルテックスミキサー
・マイクロ遠心機

・振盪培養機
・煮沸浴
・恒温槽
・分光光度計

試薬の調製

①LBブロス(1,000 mlあたり)(必要により抗生物質を添加する)
 トリプトン   10 g
 イーストエクストラクト 5 g
 NaCl   10 g
NaOHでpH 7.4に調整後,オートクレーブにかける.

②STET (saccharose-Triton-EDTA-Tris)液
 8 %ショ糖
 0.5 % Triton X-100
 50 mM EDTA (pH 8.0)
 10 mM Tris-HCl(pH 8.0)

③リゾチーム液(用時調製)
 10 mg/ml リゾチーム
 10 mM Tris-HCl(pH 8.0)

④RNase A溶液(DNase free)
 1 mg/ml RNase A
 50 mM Tris-HCl(pH 7.5)
95℃,10分熱処理により,DNaseを不活化する.

⑤イソプロパノール
⑥70%エタノール
⑦TE緩衝液

操作法

＜個人単位で行う＞

● 1日目

①約2 mlのLBブロス(必要な選択抗生物質を含む)を分注した試験管にプラスミドを有する細菌を植菌し,37℃で一晩,振盪培養を行う.

● 2日目

②ブロス1 mlを1.5 mlマイクロチューブに移し,7,500 rpm,3分間遠心し,細菌を回収する.残りのブロスは4℃で保存する.

③上清を捨てSTET液300 μlを加え十分に懸濁する.これにリゾチーム溶液を30 μl加え,数秒間,ボルテックスミキサーで混和する.

④(STET液を加えてから5分以内に)沸騰水中で40秒間煮沸後,氷上で冷却する.

⑤15,000 rpm,10分間遠心する.上清を新しい1.5 mlマイクロチューブに移す.

⑥10 μlのRNase A溶液を加え,37℃で20分間,酵素処理を行う.

⑦ 上清と等量のイソプロパノールを加え，ボルテックスミキサーでよく撹拌する．
⑧ 15,000 rpm，10 分間遠心し，上清を注意深く取り除く．
⑨ 300 μl の 70％エタノールを静かに加え，再び 15,000 rpm，10 分間遠心し，上清を注意深く取り除く．
⑩ 5〜10 分間風乾させ，50 μl の TE 緩衝液に溶解する．

結果の評価

DNA 濃度を測定，計算する．

2 DNA の精製──アルカリ-SDS 法

課題

アルカリ-SDS（sodium dodecyle sulfate）法で DNA を精製する方法を習得する．

原理

宿主である細菌のゲノム DNA，種々の RNA，さらに菌体を構成している蛋白質・脂質などを取り除く必要がある．はじめに菌体を破壊し，同時にゲノム DNA・蛋白質・脂質などを変性，沈殿させるためにアルカリ変性を行い，粗抽出液を得る．次いで，アルコール沈殿により DNA のみを沈殿させる．一般的には RNA の混在がないことが望ましいので RNA の除去を行う．

器具

＜個人単位＞
・1.5 ml 滅菌マイクロチューブ（2 本）
・50 ml 滅菌チューブ
・マイクロピペット
・滅菌チップ
・ボルテックスミキサー
・冷却マイクロ遠心機
・振盪培養機
・分光光度計

試薬の調製

① LB ブロス（1,000 ml あたり），リゾチーム液（用時調製），RNase A 溶液（DNase free）（以上，前述）
② イソプロパノール，70％エタノール，TE 緩衝液（以上，前述）
③ グルコース溶液（必要により抗生物質を添加する）

VIII 遺伝子検査の発展

　　　50 mM グルコース
　　　25 mM Tris-HCl (pH 8.0)
　　　10 mM EDTA (pH 8.0)
　濾過滅菌して4℃に保存する．
④アルカリ溶液
　　　0.2 M NaOH
　　　1 % SDS
　室温に保存する（室温が低くなるとSDSが析出する）．
⑤酢酸カリウム溶液
　　　5 M 酢酸カリウム　　　60 ml
　　　酢酸　　　　　　　　　11.5 ml
　　　蒸留水　　　　　　　　28.5 ml

操作法

＜個人単位で行う＞

● 1日目

①約2 mlのLBブロス（必要な選択抗生物質を含む）を分注した試験管にプラスミドを有する細菌を植菌し，37℃で一晩，振盪培養を行う．

● 2日目

②ブロス1 mlを1.5 mlマイクロチューブに移し，7,500 rpm，3分間遠心し，細菌を回収する．残りのブロスは4℃で保存する．

③上清を捨て，氷冷したグルコース溶液100 μlを加え，十分に懸濁する．これに10 mg/mlリゾチーム溶液を10 μl加え，数秒間ボルテックスミキサーで混和する．

④室温に5分間放置したのち，アルカリ溶液200 μlを加え，やさしく混和する．

⑤氷上に5分間放置したのち，氷冷した酢酸カリウム溶液を150 μl加え，ボルテックスミキサーで混和し，氷上に5分間放置する．

⑥15,000 rpm，5分間，4℃で遠心する．

⑦上清（約400 μl）を新しい1.5 mlマイクロチューブに移し，等量のイソプロパノールを加え，転倒混和する．

⑧室温で5分間放置後，15,000 rpm，10分間遠心し，上清を注意深く取り除く．

⑨300 μlの70%エタノールを静かに加え，15,000 rpm，10分間遠心し，上清を注意深く取り除く．

⑩5〜10分間風乾させ，50 μlのTE緩衝液に溶解する．

結果の評価

DNA濃度を測定，計算する．

3 RNAの除去――RNase A 処理法

原理

RNA を分解する RNase A で処理することにより，DNA に混在している RNA を除去する．

器具

＜個人単位＞
・1.5 ml 滅菌マイクロチューブ
・マイクロピペット
・滅菌チップ
・ボルテックスミキサー
・冷却マイクロ遠心機
・恒温槽
・分光光度計

試薬の調製

① RNase A 溶液（DNase free）（前述）
② フェノール / クロロホルム / イソアミルアルコール混液（25：24：1）
　TE 飽和フェノールとクロロホルム / イソアミルアルコール液（24:1）を当量混合する．
③ 3 M 酢酸ナトリウム（pH 7.0）
　酢酸で pH を 7.0 に調整する．
④ 100 ％エタノール
⑤ 70 ％エタノール

操作法

＜個人単位で行う＞
① マイクロチューブ中の精製プラスミド溶液 50 μl に 0.5 μl の RNase A 溶液を加え，37℃で 30 分間インキュベートする．
② 50 μl のフェノール / クロロホルム / イソアミルアルコール混液を加え，ボルテックスミキサーで混和する．
③ 15,000 rpm，2 分間遠心し，約 50 μl の水層（上層）を新しいマイクロチューブに移す．
④ 5 μl の 3 M 酢酸ナトリウムと 125 μl の 100 ％エタノールを順に加え，ボルテックスミキサーで混和後，氷上に 1 時間放置する．
⑤ 15,000 rpm，10 分間，4℃で遠心し，上清を注意深く取り除く．
⑥ 300 μl の 70 ％エタノールを静かに加え，再び 15,000 rpm，4 分間，4℃で遠心し，上清を注意深く取り除く．
⑦ 5～10 分間風乾させ，50 μl の TE 緩衝液に溶解する．

結果の評価 DNA 濃度を測定，計算する．

4 RNA の除去――ポリエチレングリコール（PEG）沈殿法

原理
高分子エーテルアルコールであるポリエチレングリコールは，水和水を奪うことにより，DNA 分子の凝集を促進して沈殿させるが，RNA 分子は DNA 分子よりも親水性が強いために凝集が起きにくく沈殿しないことを利用している．

器具
＜個人単位＞
・1.5 ml 滅菌マイクロチューブ
・マイクロピペット
・滅菌チップ
・ボルテックスミキサー
・冷却マイクロ遠心機
・分光光度計

試薬の調製
① PEG 溶液
　5 M NaCl と 13 %（w/v）PEG 8000 を 7：43 の割合に混合
② 70 % エタノール

操作法
＜個人単位で行う＞
① マイクロチューブ中の精製プラスミド溶液 50 μl に当量の PEG 溶液を加え，ボルテックスミキサーで混和し，氷上に 1 時間放置する．
② 15,000 rpm，20 分間，4℃で遠心し，上清を注意深く取り除く．
③ 300 μl の 70％エタノールを静かに加え，15,000 rpm，5 分間，4℃で遠心し，上清を注意深く取り除く．
④ 5〜10 分間風乾させ，50 μl の TE 緩衝液に溶解する．

結果の評価 DNA 濃度を測定，計算する．

（奥村伸生）

VIII 遺伝子検査の発展

2 クローニング

予習項目

① DNA（遺伝子）のクローニング（cloning）とはどのようなことか．
② DNA（遺伝子）のクローニングはどのような目的で使用されるか．
③ ライゲーション（ligation）とは何か．
④ *lacZ* 遺伝子とその発現調整機構を説明する．
⑤ コンピテントセル（competent cell）とは何か．
⑥ トランスフォーメーション（transformation）とは何か

実習目標

最も簡単な DNA（遺伝子）のクローニングである PCR 産物の TA クローニングの原理を理解し，実際に実施できる．

課題 PCR 産物を TA クローニングする．

原理 目的 DNA（遺伝子）のプラスミドへのクローニングは次のようなステップで行う．

● 1 日目
① プラスミド DNA の制限酵素処理
② プラスミド DNA のアルカリホスファターゼ処理
③ 挿入 DNA の制限酵素処理
④ ライゲーション

● 2 日目
⑤ トランスフォーメーション（形質転換）
⑥ 目的 DNA（遺伝子）の選択

1 プラスミドDNAの制限酵素処理

原理

プラスミド上のDNAが挿入される部位をクローニングサイトという．すなわち，プラスミドにDNAを挿入するためには，制限酵素処理により2本鎖環状DNAを開環する必要がある．現在一般に用いられているプラスミドは，複数の制限酵素で切断される部位が連続して存在するマルチクローニングサイトと呼ばれる領域を有している．

プラスミドにDNAを挿入するためには，両者の末端が互いに相補的な配列になるように設計する必要がある．平滑末端に切断される制限酵素が使用できると便利であるが，制限酵素で切断後，突出末端になる制限酵素を使用する場合には，プラスミドと挿入DNAの両者を同じ制限酵素で処理する必要がある．しかし，以上のような場合には，挿入されるDNAの方向性が一定でなく，目的の方向性をもつようにDNAが挿入される確率は50 %である．一方，プラスミドと挿入DNAの両者を異なった2種類の制限酵素で処理すると目的DNAは一定方向にしか挿入されない．さらに，後述するセルフライゲーションを防ぐことができる．

器具

＜個人単位＞
・0.2 ml滅菌マイクロチューブ
・マイクロピペット
・滅菌チップ
・ボルテックスミキサー
・ヒーティングブロック
・冷却マイクロ遠心機

試薬の調製

＜個人単位で行う＞
10×酵素反応用緩衝液　　2 μl
プラスミドDNA　　　　 約1 μg
制限酵素　　　　　　　　4 U
滅菌精製水を加えて20 μlとする．

操作法

＜個人単位で行う＞
至適温度で3時間インキュベーション後，フェノール・クロロホルム法でDNAを抽出する（前述）．エタノール沈殿後，10 μlのTE緩衝液に溶解する．

2 プラスミドDNAのアルカリホスファターゼ処理

原理

制限酵素で切断され直鎖状になったプラスミドDNAは，ライゲーション（後述）の際にそれ自身が元の切断された場所で再結合してしまう（セルフライゲーションという）．これは，制限酵素で切断された状態のDNAの5'末端にはリン酸基が結合しているためである．DNAクローニングの際のセルフライゲーションを防ぐ目的で，アルカリホスファターゼで処理することにより5'末端のリン酸基を除去する．

器具

＜個人単位＞
- 0.2 ml滅菌マイクロチューブ
- マイクロピペット
- 滅菌チップ
- ボルテックスミキサー
- ヒーティングブロック
- 冷却マイクロ遠心機

試薬の調製

＜個人単位で行う＞

10×酵素反応用緩衝液	5 μl
プラスミドDNA	約1 μg
アルカリホスファターゼ（仔ウシ小腸由来）	4 U

滅菌精製水を加えて50 μlとする．

操作法

＜個人単位で行う＞

45℃で1時間インキュベーション後，フェノール・クロロホルム法でDNAを抽出する（前述）．エタノール沈殿後，10 μlのTE緩衝液に溶解する．

3 挿入DNAの制限酵素処理

プラスミドDNAと同様に，制限酵素処理を行う．

4 ライゲーション

原理

平滑末端であるDNAを突出末端のベクタープラスミドに挿入する場合には，リンカーあるいはアダプターと呼ばれるオリゴヌクレオチドを結合させたあとにライゲーション(ligation)を行う必要がある．一方，5'突出末端を有するDNAを平滑末端のベクタープラスミドに挿入する場合には，T4 DNAポリメラーゼと基質ヌクレオチドにより5'突出末端を平滑末端としたあとにライゲーションを行う必要がある．

器具

＜個人単位＞
- 0.2 ml滅菌マイクロチューブ
- マイクロピペット
- 滅菌チップ
- ボルテックスミキサー
- ヒーティングブロック
- 冷却マイクロ遠心機

試薬の調製

＜個人単位で行う＞

プラスミドDNA	0.05 pmol
挿入DNA	0.05〜0.5 pmol
10×酵素反応用緩衝液	1 μl
10 mM ATP	1 μl
50 mM ジチオスレイトール	1 μl
T4 DNAリガーゼ	1 μl

滅菌精製水を加えて10 μlとする．

操作法

＜個人単位で行う＞

突出末端のライゲーションは14℃で4〜16時間，平滑末端のライゲーションは4〜6℃で12〜24時間行う．

5 PCR産物のクローニング（ライゲーション反応とトランスフォーメーションあるいは形質転換）

原理

Taq DNAポリメラーゼは3'ターミナルトランスフェラーゼを有するため末端基付加活性をもつ．このため*Taq* DNAポリメラーゼを用いてPCR増幅したDNAは，鋳型DNAの3'末端に1塩基付加された産

物が生成される．ほとんどの場合，アデニル酸が付加されるため，これを利用して3'末端にチミジル酸を有する開環ベクター（Tベクター：キットに含まれていてライゲーションから実施可能）にPCR産物をライゲーションすることができる．このようなクローニングをPCR産物のTAクローニングと呼んでいる．

トランスフォーメーションは，Ca濃度依存的な性質を利用した塩化カルシウム法と，電気パルスを用いるエレクトロポレーション法に大別され，それぞれの方法に適したコンピテント細胞を用意する必要がある．前者は $10^6 \sim 10^8$ transformants / μg plasmid 程度の効率であり，後者は $10^9 \sim 10^{10}$ transformants / μg plasmid というきわめて高い効率である．塩化カルシウム法（いわゆるヒートショック法）は特別な装置を必要としないために広く用いられている．しかし，高い効率を有するコンピテント細胞を作製するには熟練を要する．このため，市販のコンピテント細胞を用いることが多い．

図Ⅷ-1に示したプラスミドはInvitrogen社のTA Cloning Kitに含まれている"pCR 2.1"である．PCR産物が挿入されると*lacZ*遺伝子（β-galactosidase をコードする）が破壊されるように設計されている．また，コンピテントセルにはINVαF'，TOP10，TOP10F'が用いられ，PCR産物の挿入を確認するために，トランスフォーメーションした細菌をβ-galactosidaseの基質であるX-Gal（後述）とラクトースオペロンの強力なインデューサーであるIPTG（後述）（コンピテントセルにINVαF'またはTOP10を用いるときは不要）を添加した寒天培地に培養する．翌日コロニーを観察し，青くない（白い）コロニーを釣菌すると，目的のPCR産物が挿入，クローニングされていることになる．

現在各社から種々のキットが市販されているが，以下に私どもが使用しているInvitrogen社のTA Cloning Kitを用いる方法を記載する．

器具

<個人単位>

・1.5 ml滅菌マイクロチューブ

・50 ml滅菌チューブ

・マイクロピペット

・滅菌チップ

・滅菌コンラージ棒

・滅菌爪楊枝

・ボルテックスミキサー

・マイクロ遠心機

・振盪培養機

・恒温槽

・培養装置

VIII 遺伝子検査の発展

図VIII-1 TAクローニング用プラスミド "pCR2.1"（インビトロジェン社取扱説明書より）

```
                 lacZα ATG                        Hind III      Kpn I  Sac I BamH I    Spe I
M13 Reverse Primer
CAG GAA ACA GCT ATG AC C ATG ATT ACG CCA AGC TTG GTA CCG AGC TCG GAT CCA CTA
GTC CTT TGT CGA TAC TG G TAC TAA TGC GGT TCG AAC CAT GGC TCG AGC CTA GGT GAT

              BstX I  EcoR I                                          EcoR I
GTA ACG GCC GCC AGT GTG CTG GAA TTC GGC TT  PCR Product  A A GCC GAA TTC TGC
CAT TGC CGG CGG TCA CAC GAC CTT AAG CCG AA               T T CGG CTT AAG ACG
                                      Ava I
                                      PaeR7 I
 EcoR V         BstX I    Not I    Xho I          Nsi I  Xba I        Apa I
AGA TAT CCA TCA CAC TGG CGG CCG CTC GAG CAT GCA TCT AGA GGG CCC AAT TCG CCC TAT
TCT ATA GGT AGT GTG ACC GCC GGC GAG CTC GTA CGT AGA TCT CCC GGG TTA AGC GGG ATA
                                                                              ↑
  T7 Promoter              M13 Forward (-20) Primer
AGT GAG TCG TAT TA C AAT TCA CTG GCC GTC GTT TTA C AA CGT CGT GAC TGG GAA AAC
TCA CTC AGC ATA AT G TTA AGT GAC CGG CAG CAA AAT G TT GCA GCA CTG ACC CTT TTG
```

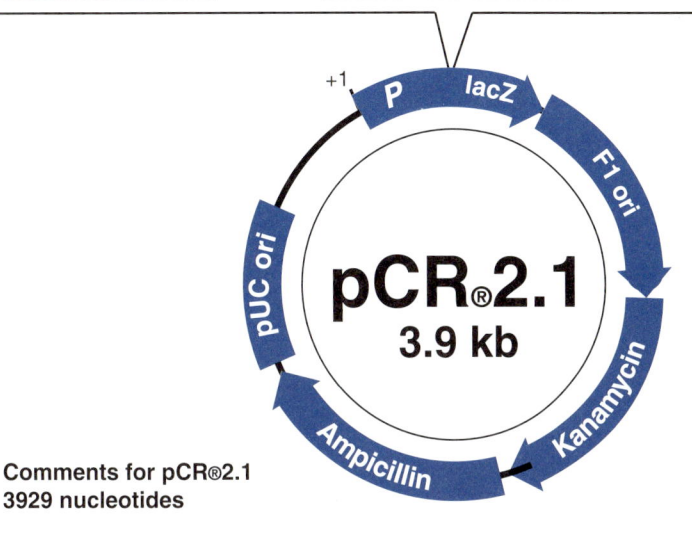

Comments for pCR®2.1
3929 nucleotides

LacZα gene: bases 1-545
M13 Reverse priming site: bases 205-221
T7 promoter: bases 362-381
M13 (-20) Forward priming site: bases 389-404
f1 origin: bases 546-983
Kanamycin resistance ORF: bases 1317-2111
Ampicillin resistance ORF: bases 2129-2989
pUC origin: bases 3134-3807

試薬

① LBブロス（前述）

② 100 mg/ml アンピシリン溶液（濾過滅菌する）

③ LB・アンピシリン平板培地

LBブロスにバクトアガーを1.5%に加え，オートクレーブをかける．50℃程度に冷却したあと，100mg/ml アンピシリンを1/1,000容量加え，泡立たないようによく混和して，素早く直径10cmのディッシュに25mlずつ分注する．寒天が固まったら密封し，蓋を下にして冷蔵保存する．蓋についた水滴を乾燥したあと使用する．

④ X-Gal 保存液（40 mg/ml）

5-ブロモ-4-クロロ-3-インドリル-β-Dガラクトシド400 mgを10 mlのジメチルホルムアミドに溶解し，遮光して-20℃に保存する．

⑤ IPTG保存液（100mM）（コンピテントセルにINVαF'または

TOP10を用いるときは不要)

イソプロピル-β-D-チオガラクトシド 238 mg を 10 ml の精製水に溶解する．1 ml ずつ分注して-20℃に保存する．

⑥ X-Gal/LB プレート

37℃に温めた LB・アンピシリン平板培地に 40 μl の X-Gal 保存液を添加し表面に均等に広げる．さらに 37℃で 30 分間保温して寒天培地内に拡散させる．（コンピテントセルに TOP10F' を用いるときは，X-Gal 保存液に加えて 40 μl の IPTG 保存液を添加して表面に広げる．）

⑦ SOC 培地

　　2 % トリプトン
　　0.5 % イーストエクストラクト
　　10 mM NaCl
　　2.5 mM KCl
　　10 mM $MgCl_2 \cdot 6H_2O$
　　10 mM $MgSO_4$
　　20 mM グルコース

グルコースを含まない成分を調製後，オートクレーブをかける．冷却後に濾過滅菌した 2 M グルコース溶液 1/100 量を無菌的に添加する．

⑧ LB・アンピシリンブロス

オートクレーブをかけた LB ブロスを 50℃程度に冷却したあと 100mg/ml アンピシリンを 1/1,000 容量加え，泡立たないようによく混和して，素早く直径 10 cm のディッシュに 25 ml ずつ分注する．寒天が固まったら密封し，蓋を下にして冷蔵保存する．蓋についた水滴を乾燥したあとに使用する．

操作法

＜個人単位で行う＞

● 1 日目

ライゲーション反応：

以下の溶液を 1.5ml のマイクロチューブ内で調製し，14℃，4 時間，ライゲーション反応を行う．

　　PCR 産物　　　　　　　　　　　　0.5 ～ 1 μl (20 fmol)
　　ベクター（pCR2.1）　　　　　　　2 μl (50ng) (20fmol)
　　10 × ライゲーション緩衝液　　　1 μl
　　T4 DNA リガーゼ（4.0 Weiss U）　1 μl

滅菌水を加えて 10 μl とする．

塩化カルシウム法によるトランスフォーメーション（形質転換）：

① -80℃に保存したコンピテントセルを氷上でゆっくり溶かす．あらかじめ氷上で冷却した蓋つき 10 ml のポリエチレンチューブに 50 μl

ずつ分注する．

② ライゲーション反応液 2 μl をコンピテントセルに加えピペットで穏やかに混合し，氷上で 30 分間冷却する．ライゲーション反応液の残液は − 20℃で保存する．

③ 42℃の恒温槽で 30 秒間ヒートショックを行う．ただちに氷上で冷却する．

④ 室温とした SOC 培地の 250 μl を加え，37℃で 1 時間，225 rpm で回転振盪する．

⑤ それぞれのトランスフォーメーションに対して，2 枚の X-Gal/LB プレート（コンピテントセルに TOP10F' を用いるときは X-Gal/IPTG/LB プレート）を準備する．それぞれのプレートにトランスフォーメーションした溶液の 50 μl と 200 μl を添加して滅菌したコンラージ棒で塗り広げる．

⑥ 溶液が吸収されたら，37℃のインキュベーター中で一晩培養する．判定前に 4℃の冷蔵庫に 2 ～ 3 時間静置する．

● 2 日目

⑦ 青くない（白い）コロニーを滅菌爪楊枝で釣菌し，5 ml の LB・アンピシリンブロスを分注した 50 ml チューブに滅菌爪楊枝とともに加える．

⑧ 37℃のインキュベーター中で一晩，回転振盪培養する．

● 3 日目

⑨ 前述のプラスミド DNA の調製法に従って DNA の精製を実施する．

(奥村伸生)

＊挿入 PCR 産物が 400 ～ 700bp で 50 ～ 200 コロニーが形成されるとき，おおむね 80％のコロニーが青くない（白い）コロニーである．挿入 PCR 産物のサイズが大きくなるとライゲーション効率は低下する．

3 サザンブロットハイブリダイゼーション

VIII 遺伝子検査の発展

予習項目

①サザンブロットハイブリダイゼーションとはどのような方法か．
②サザンブロットハイブリダイゼーションとノザンブロットハイブリダイゼーションの違いは何か．
③ジゴキシゲニンを用いる化学発光検出法．

実習目標

サザンブロットハイブリダイゼーションの原理を理解し実施できるとともに，化学発光法による検出の原理を理解し，実施できる．

課題 α-グロビン遺伝子のサザンブロットハイブリダイゼーションを実施し，化学発光法で検出する．

原理 制限酵素で処理したDNA分子を大きさに基づいて電気泳動で分離したあと，ニトロセルロース膜もしくはナイロン膜に転写し，標識された特異的配列のDNA（プローブ）を結合させることにより検出する方法である．プローブの標識は，以前はRI（^{32}P）によって行われたが，現在では蛍光あるいは化学発光で検出できるキットが多数市販されている．

kbpオーダーのヌクレオチドの欠失・挿入，特定遺伝子の反復配列の増幅，染色体の相互転座を検出することが可能である．臨床検査領域においては特に白血病細胞のクローナリティを確認する目的でT細胞受容体遺伝子あるいは免疫グロブリン遺伝子の再構成を検出することに応用されている．また，対象とするDNA（あるいはRNA）がスライドガラス上の組織や細胞である場合には，*in situ*ハイブリダイゼーションとして臨床検査に応用されており，病理・血液・染色体診断上の不可欠な検査となっている．さらに，この方法は臨床微生物検査においてPCR増幅した感染症の原因微生物のDNA（あるいはRNA）断片を液相中で検出するためのDNAプローブ法として応用されており，検出感度の向上と検出時間短縮に威力を発揮している．

サザンブロットハイブリダイゼーションは次のようなステップで行う．
① DNA の調製と定量
② DNA の制限酵素処理
③ アガロース電気泳動
④ トランスファー（転写）
⑤ 標識プローブの調製
⑥ ハイブリダイゼーション
⑦ 検出

器具

＜個人単位＞
- 0.2 ml 滅菌マイクロチューブ
- 1.5 ml 滅菌マイクロチューブ
- マイクロピペット
- 滅菌チップ
- ブロッティングセット（本文参照：ペーパータオル，濾紙など）
- ハイブリダイゼーションバッグ
- 電気泳動槽
- 電源装置
- UV クロスリンカーあるいは UV イルミネーター
- PCR 装置
- マイクロ遠心機
- 振盪培養機
- ヒーティングブロック
- 恒温槽
- 写真現像用セット

試薬の調製・操作法

＜個人単位で行う．ただし電気泳動以降はグループで実施可能＞

● 1 日目

① DNA の調製・定量

1.5 ～ 2.0 ml の血液から DNA を抽出，精製し（RNase を添加して RNA を除去する．p.118 参照），DNA 濃度を測定する．

② 制限酵素処理

下記の制限酵素反応液を調製し，*Bgl* II と *Xba* I で 37℃で一晩酵素処理を行う．消化後，5 μl をとり，完全に消化されていることをミニゲル電気泳動で確認する（消化 DNA はスメア状に泳動される）．

Bgl II 処理用

DNA	10 μl（10 μg）
10 × 酵素緩衝液（NEB buffer 3）	2.5 μl
Bgl II	3 μl
滅菌精製水	9.5 μl

*香川県立保健医療大学で実際に行われているα-グロビン鎖のサザンブロットハイブリダイゼーションの実習をもとに説明する．

Xba I処理用

DNA	10 μl (10 μg)
10×酵素緩衝液（NEB buffer 2）	2.5 μl
BSA	2.5 μl
Xba I	3 μl
滅菌精製水	7 μl

● 2日目（泳動時間10時間）

③電気泳動

酵素処理後のDNA20 μlを0.7%アガロースゲル（12.5×14cm，10あるいは14レーン）で電気泳動を行う．レーンは左よりサイズマーカー，*Bgl* II処理，*Xba* I処理とし，10Vの定電圧でBPBがゲルから出るまで約10時間泳動する．エチジウムブロマイドで20分間染色し，ゲルの横にUV定規を当て，UV照射下で写真撮影を行う（サイズマーカーの位置をマークしておく）．

④アルカリトランスファー（転写）

- アガロースゲルを0.2 M HCl溶液に浸し10分間処理し，DNAを小断片化する（時間厳守）．
- ゲルを0.4 M NaOH溶液に浸し10分間ずつ2回振盪し，DNAをアルカリ変性させ一本鎖とする．
- ゲルをトランスファー装置の濾紙上に（ゲル表面を下にして）置き，ガラス棒を転がして濾紙とゲル間の気泡を追い出す．このときラップでゲル周囲を2〜3 mmの幅におおい，NaOHがゲルを介さないでペーパータオルに吸収されることを防ぐ．
- 転写に用いるニトロセルロース膜もしくはナイロン膜を必要な大きさにカットし，0.4 M NaOH溶液に浸し，ゲル上に重ねる．ガラス棒を転がして気泡を追い出す．泳動の方向など必要な情報を膜にマークしておく．
- 膜よりやや大きめにカットした3MMブロッティング用濾紙（ワットマン社）2枚を0.4 M NaOH溶液に浸し，気泡を追い出しながら膜の上に1枚ずつ重ねる．
- ペーパータオルを濾紙と同じ大きさにカットし，約5cmの厚さに積み重ね，300〜500g程度の重しをのせて一晩放置する（図Ⅷ-2）．ペーパータオルは時々交換する．
- 膜を外し，6×SSC溶液で2分間振盪後，膜を新しいペーパータオルで挟み，新しい濾紙上に置く．

6×SSC溶液は以下に調製する20×SSC溶液から希釈して使用する．

20×SSC溶液

3 M NaCl	175.3 g/l
0.3 M クエン酸3Na	88.2 g/l（NaOHでpH 7.0とする）

図Ⅷ-2 キャピラリー法によるブロッティング

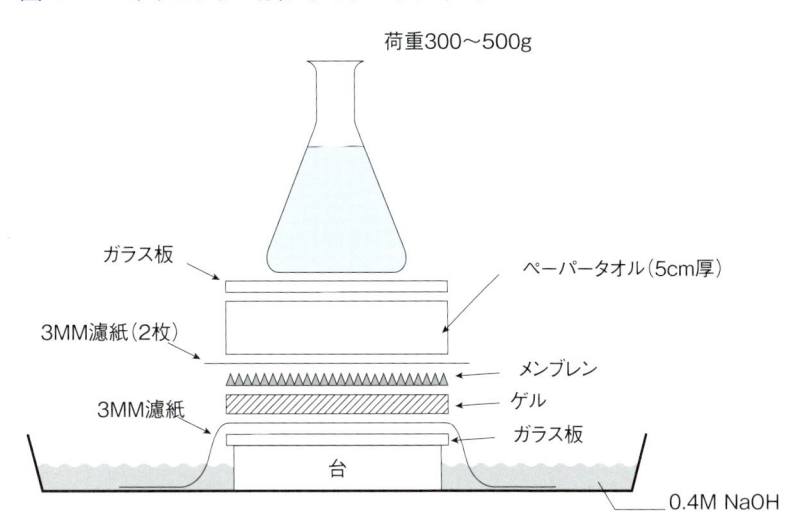

- UVクロスリンカーで転写面を上にして120,000 μJでクロスリンクする．あるいは，UVイルミネーターで10分間クロスリンクする．（または，真空オーブン中で120℃で20分間乾燥させ固定する．これをベーキングという．）
- 6×SSC溶液で10分間振盪することにより中和し，濾紙上で自然乾燥する．

⑤プローブの作製

次のPCR試薬を調製し，変性反応：94℃，50秒，アニーリングと伸長反応：70℃，3分を35サイクル実施する．2%アガロースゲルで電気泳動を行い，612 bpのPCR産物を確認する．

＜PCR試薬組成＞

滅菌精製水	9.8 μl
鋳型DNA (1 ng/μl)	3.0 μl
2.0 mM dNTP	2.0 μl
10×Taq緩衝液 (15mM Mg^{2+})	2.0 μl
20 μM forward primer	1.0 μl
20 μM riverse primer	1.0 μl
Dig-11-dUTP* (25 nmol/μl)	1.0 μl
Taq DNA polymerase (5 U/μl)	0.2 μl
合計	20 μl

*Dig-11-dUTP : digoxigenin-11-2-deoxy-uridine-5-triphoshate

forward primer 5'-AAA CCC CAC CCC TCA CTC TGC TTC T-3'
riverse primer 5'-CCC ACT CAG ACT TTA TTC AAA GAC CA-3'

●3日目

⑥ハイブリダイゼーション

- ハイブリダイゼーションバッグに転写膜を入れ，3辺をシールする．

- バッグに以下のハイブリダイゼーション液を2 ml加え，シールして42℃で1時間以上振盪する．

  ＜ハイブリダイゼーション液＞

ホルムアミド	50 ml
20×SCC	25 ml
10% blocking 緩衝液[1]	20 ml
2 M リン酸緩衝液[2]	2.5 ml
20% SDS	1.5 ml
10% ラウロイルサルコシン Na	1.0 ml
合計	100 ml

  [1] 10% blocking 緩衝液：Blocking Reagent（ロシュ社）をマレイン酸緩衝液で溶解する．マレイン酸緩衝液は0.1 M マレイン酸と0.15 M NaClを10 M NaOHでpH7.5に調整する．

  [2] 2 M リン酸緩衝液：2 M Na_2HPO_4と2 M NaH_2PO_4を6：4に混合する．

  参考：本操作はキットを使用しているが，この操作過程は一般的にはプレハイブリダイゼーションといわれている．このとき用いるプレハイブリダイゼーション溶液の試薬組成は次のようである．

20×SSC	6.0 ml
10% SDS	2.0 ml
50×Denhardt 溶液[1]	2.0 ml
10 mg/ml サケ精子-DNA[2]	0.2 ml
滅菌精製水	9.8 ml

  [1] 50×Denhardt 溶液

BSA fraction V	10%
ポリビニルピロリドン	10%
フィコール 400	10 mg/ml

  [2] 10 mg/ml サケ精子-DNA

  添加前に沸騰水中で5分間加熱変性させ，氷水中で急冷する．

- プローブ20 μlをヒートブロックで95℃で5分間加熱し氷上で急冷する（一本鎖プローブ）．プローブは再度熱変性すれば，再利用可能である．
- バッグの隅を切り，熱変性したプローブを1mlのハイブリダイゼーション液に希釈して加え，再度シールする．
- 42℃で一晩振盪する．
- バッグを切り，膜を取り出し，0.1% SDS 加2×SSC 溶液で，室温で5分間ずつ2回ゆっくり振盪洗浄する．
- あらかじめ60℃に加温した0.1% SDS 加0.1×SSC 溶液で，10分間ずつ2回ゆっくり振盪洗浄する．

● 4日目

⑦検出（化学発光法）

- 転写膜を洗浄用緩衝液*で室温，1分間平衡化する．
    - *洗浄用緩衝液は，前述のマレイン酸緩衝液に0.3%になるようにTween 20を添加する．
- 転写膜をバッグに入れ，ブロッキング溶液*10mlを加え，室温で30分間振盪する．
    - *マレイン酸緩衝液に1%になるようにBlocking Reagentを添加する．
- ブロッキング溶液を捨て，ブロッキング溶液で5,000倍に希釈したALP標識抗Dig抗体10mlを加え，室温で30分間振盪する．
- 洗浄用緩衝液により，膜を室温で15分間，2回洗浄する．
- 検出用緩衝液により，膜を室温で2分間平衡化する．

    ＜検出用緩衝液＞（0.1M Tris-HCl, pH 9.5）

1M Tris-HCl（pH9.5）	2 ml
4M NaCl	0.5 ml
1mM $MgCl_2$	1 ml
精製水	16.5 ml
合計	20 ml

- 膜を取り出し，濾紙上で軽く水分を取り除く．
- 2枚のOHPシートを準備し，両面をアルコール綿できれいにする．
- 1枚のOHPシートの上に膜を置き，検出緩衝液で100倍に希釈したCDP-Starを500μl滴下し，もう1枚のシートで気泡を追い出しながら挟んで試薬を均等化する．
- 余分な試薬を濾紙上でぬぐい，膜をX線フィルム露光用のカセット内にセットした2枚のOHPシートに挟み，表面の気泡を追い出す．
- 暗室内でX線フィルムに10〜15分間露光したあと，フィルムを取り出して現像し，規定の方法で停止，定着を行う．シグナル強度に応じて露光時間，現像時間を調整する．
- 同じ膜を別のDNAプローブでハイブリダイズする場合には，転写膜を乾燥させないで検出操作を行い，アルカリ処理・ボイリング操作をしてプローブを除去し，プレハイブリダイゼーション操作から再開する．

⑧結果の判定

正常人のα-グロビン遺伝子は16番染色体短腕に2つ存在しセントロメア側よりα2とα1と呼ばれ，同一のα-グロビンをコードしている．また，ここで使用したプローブはα2遺伝子とα1遺伝子に同様に結合する．このため，*Bgl* IIで処理したDNAでは12.6 kbと7.4 kbの断片が，一方，*Xba* Iで処理したDNAでは16.0 kbの断片が検出される（**図VIII-3, -4**）．

＊本プロトコールは，山口大学医学部保健学科検査技術科学専攻・服部幸雄研究室の方法を参考にさせていただいている．

図Ⅷ-3　α-グロビン遺伝子領域と制限酵素切断部位

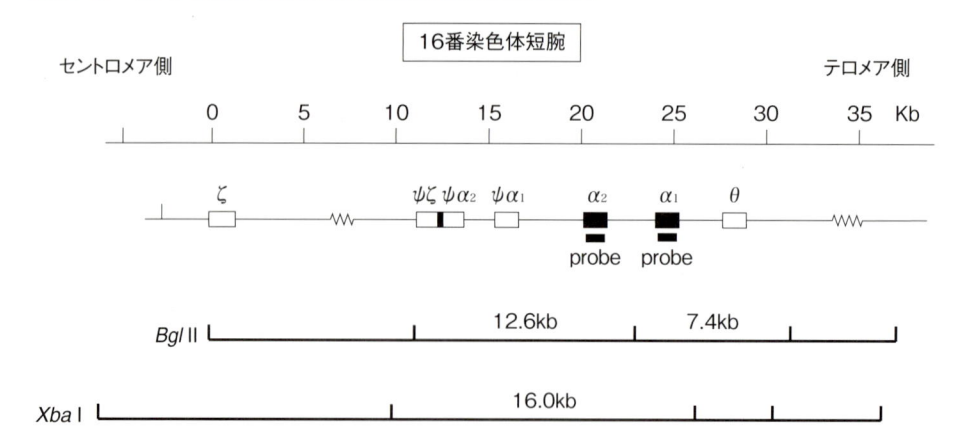

図Ⅷ-4　サザンブロットハイブリダイゼーション解析結果

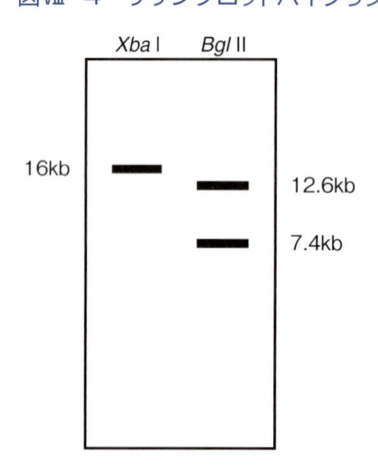

(奥村伸生)

VIII 遺伝子検査の発展

4 ノーザンブロットハイブリダイゼーション
（一般的方法を記載）

予習項目

①ノーザンブロットハイブリダイゼーションとはどのような方法か．
②ノーザンブロットハイブリダイゼーションとサザンブロットハイブリダイゼーションの違いは何か．

実習目標

ノーザンブロットハイブリダイゼーションの原理を理解し実施できるとともに，化学発光法による検出の原理を理解し，実施できる．

原理

遺伝子発現の解析，すなわち目的 mRNA のサイズ・量などを解析するための方法であるが，現在臨床検査として応用されている例はない．ノーザンブロットハイブリダイゼーションは次のようなステップで行う．RNA の泳動は DNA の泳動とは別に専用の泳動槽などの器具を用いることが望ましい．

① RNA の調製
② RNA の定量
③ アガロース電気泳動
④ トランスファー
⑤ 標識プローブの調製
⑥ ハイブリダイゼーション
⑦ 検出

試薬の調製 / 操作法

＜個人単位で行う．ただし電気泳動以降はグループで実施可能＞
ノーザンブロットハイブリダイゼーションも，サザンブロットハイブリダイゼーションとほぼ同様な方法で実施可能であるが，ここでは RNA の調製・定量後からの典型的な方法を記載する．

● 1 日目

①アガロース電気泳動
・調製・定量した RNA 10 〜 20 μg をエタノール沈殿し，サンプル

緩衝液 20 μl に溶解する．電気泳動前に，65℃で 15 分間加熱処理する．

- ゲル板，コーム，泳動槽を十分に洗浄し，5％過酸化水素水に 1 時間浸し，精製水でよく洗浄する．
- ホルムアルデヒド含有アガロースゲルの作製：1％ゲルを 200ml（12.5×14 cm，10 あるいは 14 レーン）作製

アガロース	2.0 g
10×MOPS	20 ml
滅菌水	146.7 ml

  を混ぜてアガロースを溶解し，60℃程度に冷やしてから，脱イオン化したホルムアルデヒドを 33.3ml 加える．

  10 × MOPS〔3-(N-モルフォリノ)-プロパンスルホン酸〕

MOPS	200 ml
酢酸 Na	50 mM
EDTA・2Na	5 mM

  NaOH で pH7.0 として，オートクレーブする．

- アガロースゲルを泳動槽にセットし，1/20 量のホルムアルデヒドを添加した 1×MOPS 緩衝液を加える．RNA 泳動用サンプルに 2 μl の塗布用緩衝液を加えて，ゲルに塗布する．
- 100V で 1〜2 時間泳動し，BPB がゲルの 2/3 程度泳動されたら終了する．
- ゲルを 10×SSC の入ったバットに移し，20 分ずつ 2 回振盪しながらホルムアルデヒドを除く．

②トランスファー（転写）

- サザンブロットと同様に転写膜に転写する．
- ベーキングあるいは UV 照射装置を用いて固定する．
- 6×SSC 溶液で 10 分間振盪することにより中和し，濾紙上で自然乾燥する．

● 2 日目

③標識プローブの調製

サザンブロットハイブリダイゼーションと同様に SP6 または T7 または T3 RNA polymease を用いた *in vitro* transcription 法により Dig-11-dUTP を RNA に標識するキットが市販されている．

● 3 日目

④ハイブリダイゼーション

- 転写膜を 6×SSC 溶液に浸す．
- 転写膜をプラスチックバッグに入れ，プレハイブリダイゼーション溶液 10 ml を加え，42℃振盪し 2〜3 時間反応させる．

  ＜プレハイブリダイゼーション溶液＞

ホルムアミド	25 ml

20×SSC	12.5 ml
0.5 M リン酸 Na (pH 6.5)	5.0 ml
50×Denhardt 溶液	4.0 ml
10 mg/ml サケ精子 DNA	0.2 ml
滅菌精製水	3.3 ml

・プラスチックバッグの一端を切り，プレハイブリダイゼーション溶液を捨て，ハイブリダイゼーション溶液（組成はプレハイブリダイゼーション溶液と同じ）を 10ml 加える．さらに，熱変性後，急冷したプローブを加える．バッグの泡抜きをしたあと，二重にシールし，振盪し 42℃で一晩反応させる．（NC 膜を使用する場合には，プレハイブリダイゼーション溶液を捨てないで，DNA プローブを加える．）

● 4 日目

・バッグを切り，転写膜を取り出し，2×SSC，0.5% SDS 溶液に浸し，室温で 5 分間ゆっくり振盪する．
・溶液を 2×SSC，0.1% SDS 溶液に交換し，室温で 15 分間振盪する．
・溶液を 0.1×SSC，0.5% SDS 溶液に交換し，37℃で 30 分間振盪する．
・新しい溶液を交換し，68℃で 30 分間振盪する．
・転写膜を 0.1×SSC で軽く洗浄し，サザンハイブリダイゼーションと同じ方法で検出を行う．

（奥村伸生）

VIII 遺伝子検査の発展

5 シークエンス法

予習項目

① DNA シークエンスとはどのようなことか．
② DNA シークエンス法にはどのような方法があるか．

実習目標

dye terminator 法と蛍光シークエンサーを用いた PCR 産物のシークエンス法の原理を理解し，実施できる．

課題

アガロースゲル電気泳動で確認した PCR 産物を dye terminator 法による蛍光シークエンス法を用いてシークエンスを行う．

原理

（図Ⅷ-5）

鋳型 DNA，それに特異的なプライマー，基質 dNTP（dATP，dCTP，dGTP，dTTP の 4 種類）と DNA ポリメラーゼにより PCR 反応を行うときに，それぞれ異なる蛍光色素（R6G：緑，ROX：赤，R110：青，TAMRA：黄）を標識した 4 種類の ddNTP を添加する．この反応をシークエンス反応と呼んでいる．この反応は蛍光色素で標識された ddNTP を取り込んだ時点で終了してしまう．したがって，シークエンス反応終了時には，3'末端に ddATP-R6G，ddCTP-ROX，ddGTP-R110，ddTTP-TAMRA のいずれかを取り込んだ，長さが 1 つずつ異なる産物が多数混在していることになる．蛍光シークエンサーは，このシークエンス反応産物について尿素含有変性ポリアクリルアミドゲルを用いたキャピラリー電気泳動を行い，分子量の小さな（短いヌクレオチド）産物ほど移動度が大きいこと利用して分離し，レーザ光を照射したときに発する蛍光により色素の種別とその強度を経時的に検出し，それらの結果をコンピュータ解析し蛍光色素の色に対応した 4 色からなる蛍光解析図を描出する（p.143 の図Ⅷ-6）．

図Ⅷ-5 蛍光シークエンス法の原理

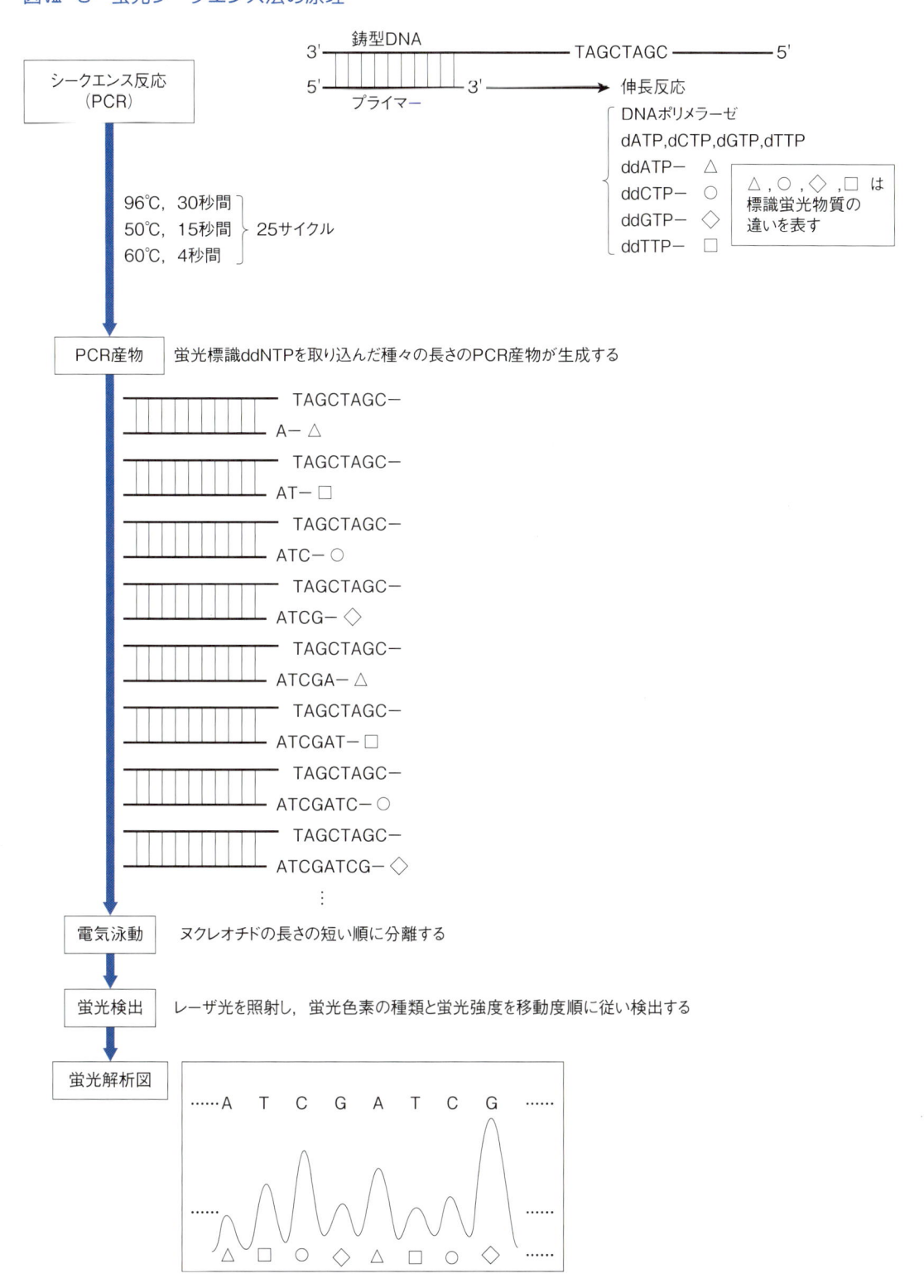

シークエンス反応（PCR）

鋳型DNA: 3'—|||||||—TAGCTAGC——5'
プライマー: 5'————3' → 伸長反応

- DNAポリメラーゼ
- dATP, dCTP, dGTP, dTTP
- ddATP— △
- ddCTP— ○
- ddGTP— ◇
- ddTTP— □

△, ○, ◇, □ は標識蛍光物質の違いを表す

96℃, 30秒間
50℃, 15秒間 } 25サイクル
60℃, 4秒間

PCR産物　蛍光標識ddNTPを取り込んだ種々の長さのPCR産物が生成する

- TAGCTAGC—A—△
- TAGCTAGC—AT—□
- TAGCTAGC—ATC—○
- TAGCTAGC—ATCG—◇
- TAGCTAGC—ATCGA—△
- TAGCTAGC—ATCGAT—□
- TAGCTAGC—ATCGATC—○
- TAGCTAGC—ATCGATCG—◇
⋮

電気泳動　ヌクレオチドの長さの短い順に分離する

蛍光検出　レーザ光を照射し，蛍光色素の種類と蛍光強度を移動度順に従い検出する

蛍光解析図

……A T C G A T C G……
　　△ □ ○ ◇ △ □ ○ ◇

器具

＜個人単位＞
・0.2 ml 滅菌マイクロチューブ
・1.5 ml 滅菌マイクロチューブ
・マイクロピペット
・滅菌チップ

- PCR 装置
- 電気泳動槽
- 電源装置
- マイクロ遠心機
- ヒーティングブロック
- 恒温槽
- シークエンス装置

試薬の調製

操作法

＜個人単位で行う＞

■ PCR 反応産物の抽出と精製

私たちは通常，シリカメンブレン法を原理とするジーンクリーンⅡ（BIO101 System 社）を用いて，次のような操作で PCR 産物の精製を行っている．

① 定法に従って全量 25 μl の PCR 反応を実施し，PCR 産物の全量をアガロースゲルで電気泳動する．トランスイルミネーター上で目的の産物ができていることを確認し，それを含むアガロースゲル片を切り出し，1.5 ml マイクロ遠心チューブに入れる（通常，2 レーン分で約 0.2g = 200 μl）．

② 0.2 g ゲルに 100 μl の TBE Modifier と 900 μl の NaI 溶液を加え，ゲルを 55℃で溶解する．1 分間ボルテックスミキサーで再浮遊させた GLASSMILK 浮遊液を 5 μl 加え混和する（1 μl の GLASSMILK 浮遊液には 1～2 μg の DNA が結合できる）．1 分おきに攪拌し，室温で 5 分間反応させる．

③ DNA を結合した GLASSMILK を 5 秒間スピンダウンし，上清を除去する．50％の割合にエタノールを添加した 500 μl の NEW Wash を加え，ペレットを再浮遊させたのち，5 秒間スピンダウンする．

④ 上清を捨てたあと③と同様の操作を 2 回繰り返す．3 回目の上清を取り除いたあとに，もう一度スピンダウンを行い，残った上清を完全に取り除く．

⑤ GLASSMILK と同じ容量の水または TE 緩衝液を加え，30 秒間遠心沈殿させる．DNA を含む上清を注意深くとり，新しいチューブに移す．この段階で約 80％の DNA が回収される．再び GLASSMILK と同じ容量の水または TE 緩衝液を加え，30 秒間遠心沈殿させる．上清を注意深くとり，1 回目に上清を移したチューブに加える．この段階で約 90～99％の DNA が回収される．

⑥ 必要により，精製後の DNA の一部を再びアガロースゲルで電気泳動して，精製の成功を確認するとともに，おおよその DNA 濃度をサイズマーカーの各バンドの濃さから求める．

■ シークエンス反応

私たちは現在 ABI Prism BigDye Terminator Cycle Sequencing Kit（PE Applied Biosystems Japan 社）を用いてシークエンス反応を実施している．この Ready Reaction 試薬は DNA ポリメラーゼ，Mg イオン，基質（dNTP），蛍光標識 ddNTP を含む pH 9.0 のトリス緩衝液である．シークエンス反応は以下のような反応混合液を作製して，混和，スピンダウン後，96℃・30 秒⇒50℃・15 秒⇒60℃・4 分を 25 サイクル実施する．

Ready Reaction 試薬	8.0 μl
鋳型 DNA	5.0 μl
プライマー（0.8 μM）	4.0 μl
水	3.0 μl

なお，反応に用いる鋳型 DNA 量は，一本鎖 DNA であるか二本鎖 DNA であるか，または PCR 産物であるかによって異なる．さらに，PCR 産物の場合にはヌクレオチド数に応じて反応に用いる鋳型 DNA 量が異なるので注意が必要である．詳細は使用説明書を参考のこと．

■ シークエンス反応産物の精製

シークエンス反応産物の精製には種々の方法が利用されるが，私たちはエタノール／酢酸ナトリウム沈殿法を使用している．この方法の注意点は，エタノールの最終濃度を 65% とすること，冷却せず室温で実施すること，上清を残さないように完全に除くことである．

①2 μl の 3M 酢酸 Na（pH 4.6）と 50 μl の 95% エタノールを分注した 0.5ml のマイクロ遠心チューブにシークエンス反応産物の全量 20 μl を加え，ボルテックス後，室温に 15 分間放置する．

②15,000 rpm, 20 分間室温で遠心沈殿し，上清をピペットで注意深く取り除く．

③ペレットに 250 μl の 70% エタノールを加え，短時間ボルテックスする．

④15,000 rpm, 5 分間室温で遠心沈殿し，再び上清をピペットで注意深く取り除く．

⑤乾燥後，Hi-Di Formamide（脱イオンホルムアミド：PE Applied Biosystems Japan 社）20 μl を加えて短時間ボルテックスする．

⑥専用マイクロチューブに移し，95℃, 2 分間処理後，ただちに氷中に漬ける．

■ シークエンス装置の準備と電気泳動

私たちは現在シークエンス装置として ABI Prism 310 Genetic Analyzer（PE Applied Biosystems Japan 社）を使用している．通常，

直径50μm，長さ47cmのキャピラリーゲル内にサンプルを吸引し泳動する迅速解析モードを用いているが，1時間以内1サンプルの解析が終了し，条件が整えば400～450塩基の判定可能なきれいなシークエンス結果が得られる．

結果の評価

シークエンス結果はコンピュータで解析され，4色からなる蛍光解析図（図Ⅷ-6）が描出されるとともに，ヌクレオチド配列がA，G，C，Tで表される．また，その判定が困難であったものはNで表される．しかし，同じDNA塩基対の位置でヘテロのヌクレオチドが存在する場合に，解析装置では必ずしもNと判定されるとは限らないので，蛍光解析図の注意深い観察が重要である．このような観察において疑わしい場所が存在した場合には，次のような手順でヌクレオチドを確認する．①逆方向のプライマーを用いてシークエンス反応を行い確認する．②対象とするPCR反応・シークエンス反応を正常コントロールと同時に実施し，非特異反応であるかどうかを確認する．③対象とするDNAをベクターにクローニングし，10クローン程度についてシークエンス反応を行い，2種類のヌクレオチドがほぼ1：1の比率で存在するかどうかを確認する．④2種類のヌクレオチドの違いにより切断の有無が生ずる制限酵素が存在する場合には，酵素処理後の切断片長の違いにより確認する．

フィブリノゲン異常症ヘテロ接合体患者DNAのBβ鎖エクソンⅡのPCR産物直接シークエンス結果（図Ⅷ-6-a）において，2815番ヌクレオチドが健常人型GからGとTのヘテロ型と同定された．この結果，Bβ鎖15番アミノ酸が健常人型グリシンからグリシンとシステインのヘテロ型であることが明らかになった．

一方，別の患者DNAのγ鎖エクソンⅨのPCR産物直接シークエンス結果（図Ⅷ-6-b）において，7702番ヌクレオチド以降Nと判定されるヌクレオチドが急に多くなり，さらに健常人コントロールに比較して波高が低い傾向が観察された．このため患者PCR産物をTAクローニング（p.123～124参照）して再びシークエンスを行った．患者型と思われるヌクレオチド配列を健常人型と比較すると，7702番ヌクレオチドAが欠失していることが同定された．10クローンについてシークエンスを解析した結果，患者型と健常人型は6：4とほぼ1：1に近い比となったので，ヘテロ型異常であることが明らかである．また，この症例はγ鎖387番アミノ酸が健常人型イソロイシンからセリンに変化するとともに以降のアミノ酸がフレームシフトにより異常なアミノ酸配列となり，426番イソロイシンがC末端アミノ酸である．なお，健常人型では411番バリンがC末端アミノ酸である．

図Ⅷ-6 シークエンス結果のコンピュータ解析

a：フィブリノゲン Bβ 鎖エクソンIIの塩基配列解析結果

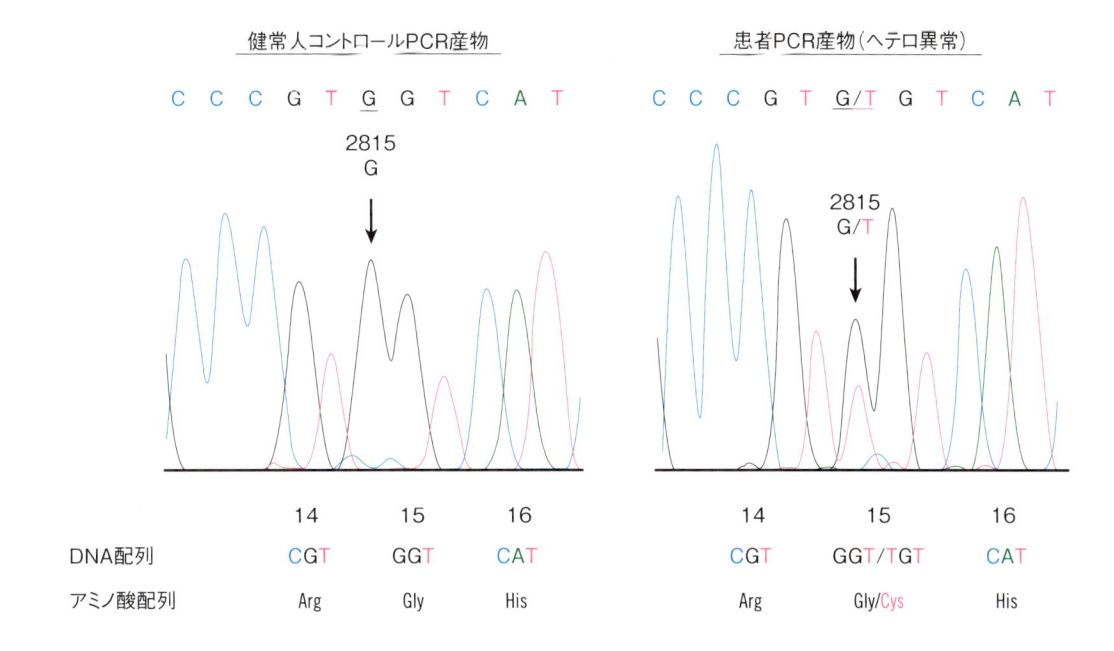

健常人コントロールPCR産物

C C C G T G G T C A T
2815
G

	14	15	16
DNA配列	CGT	GGT	CAT
アミノ酸配列	Arg	Gly	His

患者PCR産物（ヘテロ異常）

C C C G T G/T G T C A T
2815
G/T

	14	15	16
DNA配列	CGT	GGT/TGT	CAT
アミノ酸配列	Arg	Gly/Cys	His

b：フィブリノゲン γ 鎖エクソンIXの塩基配列解析結果

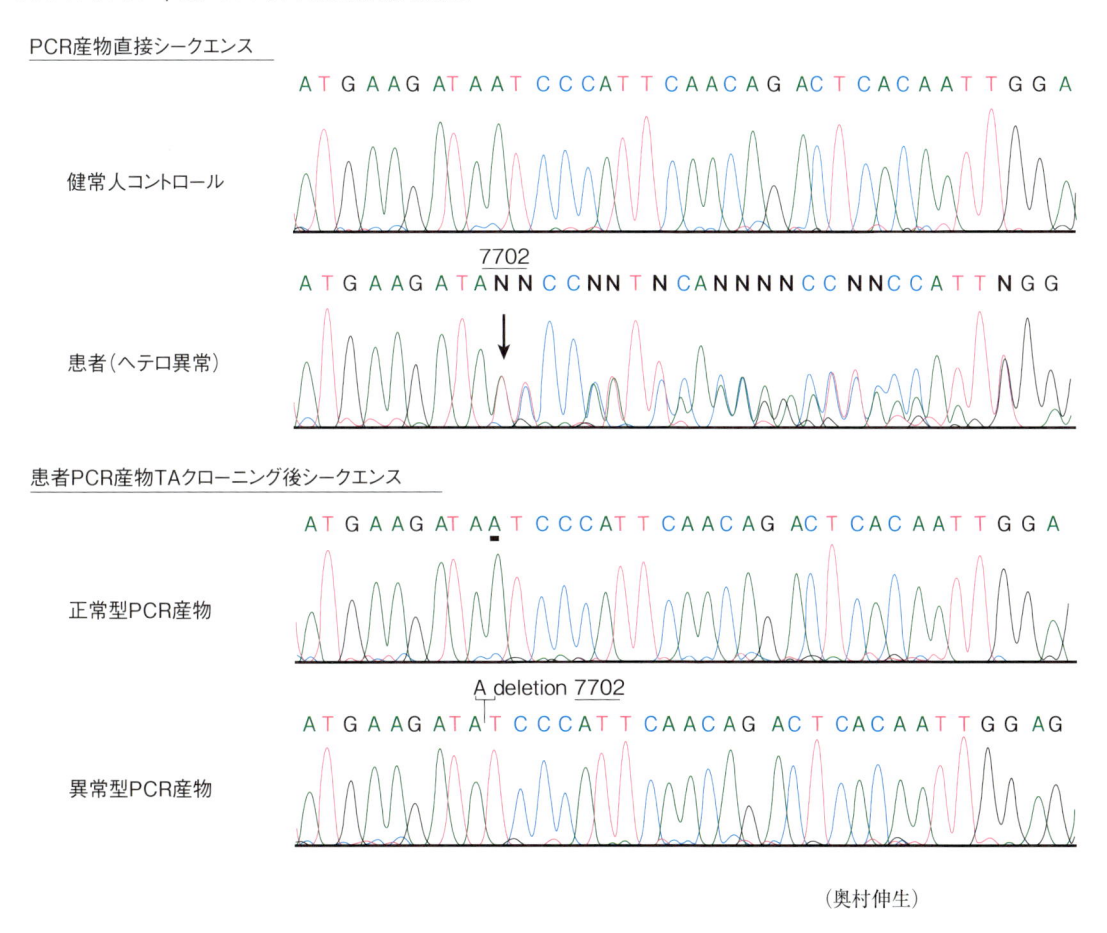

PCR産物直接シークエンス

健常人コントロール
A T G A A G A T A A T C C C A T T C A A C A G A C T C A C A A T T G G A

患者（ヘテロ異常）
A T G A A G A T A N N C C N N T N C A N N N N C C N N C C A T T N G G
7702

患者PCR産物TAクローニング後シークエンス

正常型PCR産物
A T G A A G A T A A T C C C A T T C A A C A G A C T C A C A A T T G G A

異常型PCR産物
A deletion 7702
A T G A A G A T A T C C C A T T C A A C A G A C T C A C A A T T G G A G

（奥村伸生）

IX

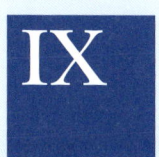

染色体検査

IX 染色体検査

1 染色体検査

1 細胞培養法

予習項目

①染色体検査に用いられる組織・細胞とその培養法の概要を予習する．
②マイトジェン（mitogen）に関して予習する

実習目標

末梢血リンパ球培養法について説明できる．

課題
①検体処理（採血）
②末梢血リンパ球培養

方法・原理

全血（末梢血リンパ球）培養法

染色体が観察できるのは細胞周期のM期に限られており，形態観察に適しているのは分裂期の中期（metaphase）の細胞である．細胞分裂が盛んな検体では直接標本を作製することが可能であるが，末梢血などそれ以外の検体では標本作製に際して分裂中期細胞を得るために細胞を培養し分裂増殖させる必要がある．

分裂細胞が得やすく，検体を採取しやすい末梢血を用いてリンパ球の培養を行う．マイトジェン（mitogen：リンパ球分裂刺激剤）を添加し，末梢血中のリンパ球を芽球様細胞に変換させ，数代，細胞分裂を行わせる．

器具
・培養容器（ディスポ滅菌T25フラスコが扱いやすい．培養用ディッシュでも可能）
・クリーンベンチ（培養用の試薬分注）
・5% CO_2 インキュベータ（37℃恒温器）
・乾熱滅菌器・オートクレーブ（無菌操作に使用するものを滅菌する）

試薬 〈教員が作製（クリーンベンチ内で）〉

① 10% FBS 添加 RPMI1640 培養液（1 人 9ml）

RPMI 1640 320ml〔MEM（Eagle's minimum essential medium）を用いることも可能〕にウシ胎児血清（FBS；fetal bovine serum）あるいは仔ウシ血清（CS；calf serum）40ml を添加する．FBS は 56℃，30 分間，非働化を行って使用するのが一般的である．

② フィトヘマグルチニン（phytohemagglutinin；PHA-M）4ml

③ ヘパリンナトリウム注射液 1,000 単位 /ml（ヘパリン採血管を用いることも可能）

操作法 ① ヘパリン液約 0.2ml を吸い上げ，注射器の管壁をぬらしてから，シリンジから液のほとんどを押し出す．その注射器を用いて静脈血を 1ml 採取する．採血後，注射器を手のひらで転がして血液とヘパリンをよく混合する．（あるいは，ヘパリン入り採血管を用いて採血してもよい．）

② 注射針を外し，血液（全血）1ml を，培養液 9ml，PHA 0.1ml が入った培養容器に加えて混和する．

上記操作はクリーンベンチ内で行うことが望ましいが，素早く行うことで通常の実習室で行うことも可能である．

③ 37℃の 5% CO_2 インキュベータで培養する．（本来は CO_2 インキュベータで培養することが望ましいが，密栓できる培養フラスコを用いれば，通常の恒温器でも培養可能である．）

④ 1 日に一度，培養容器を静かに振り，底に沈んだ血液細胞をよく混和する．

⑤ 通常，3 日間（約 72 時間）培養を行う．

培養操作を金曜日に開始することで，以下の実習を月曜日から行うことができる．

評価 次項の「②標本作製」によって十分な細胞が得られたかどうかで評価できる．

2 標本作製

予習項目

① 前項の培養で得られたリンパ球浮遊液を用いた標本作製について予習する．
② 線維芽細胞などその他の細胞の標本作製についても学ぶ．

実習目標

①用いられる試薬の役割と意義を理解する.
②染色体の重なりが少なく均一に広がり,細胞質残渣がよく拡散した標本を作製できる.

課題

①低張処理
②固定
③染色体標本作製

方法・原理

末梢血からの染色体標本作製

細胞培養後,コルヒチン(colchicine)やコルセミド(colcemid)により細胞分裂を阻害させ,分裂中期で停止させる.次いで低張処理により赤血球を溶解し,白血球細胞を膨化させ,固定液で細胞を固定する.スライドガラスに細胞浮遊液を滴下し,自然乾燥させ,染色体標本を作製する(air dry 法).

器具

- プラスチック製スピッツ遠心管(10〜15ml,固定液に耐用のもの) 40本
- 3〜5ml駒込ピペットまたはパスツールピペット 40本
- ピペット
- スライドガラス 5〜10枚/1人
  フロストつき(FISH用などの蛍光顕微鏡で観察する標本の作製には無蛍光のものを用いる).70%エタノールに漬けて脱脂しておくとよい.
- 遠心器
- ウォーターバス

試薬

<教員が作製>
①コルセミド溶液($10\mu g/ml$)
②低張液 0.075M KCl

<学生が作製>
①固定液 メタノール:酢酸=3:1(v/v)
  使用直前に作製する.5人ほどで1つの溶液を使用する.ピペットを共有するため,扱いに注意する.

操作法 (図Ⅸ-1)

①コルセミド*を添加し(最終濃度$0.01 \sim 0.1 \mu g/ml$),静かによく攪拌して,再び0.5〜2時間培養する.1mlの注射針つきシリンジ(26G)で1〜2滴滴下すると,最終濃度は約$0.02 \mu g/ml$になる.

②培養した細胞浮遊液を遠心管に移し,1,200〜1,500rpmで5分間遠心し,細胞を集める.

*コルセミド濃度が濃くなると染色体は短くなる.また,添加後の培養時間を長くすると,多くの染色体像を得られるが,染色体は短くなる.コルセミドはコルヒチンの誘導体で,細胞に対する毒性が低いといわれている.

図 Ⅸ-1 全血培養による染色体標本作製

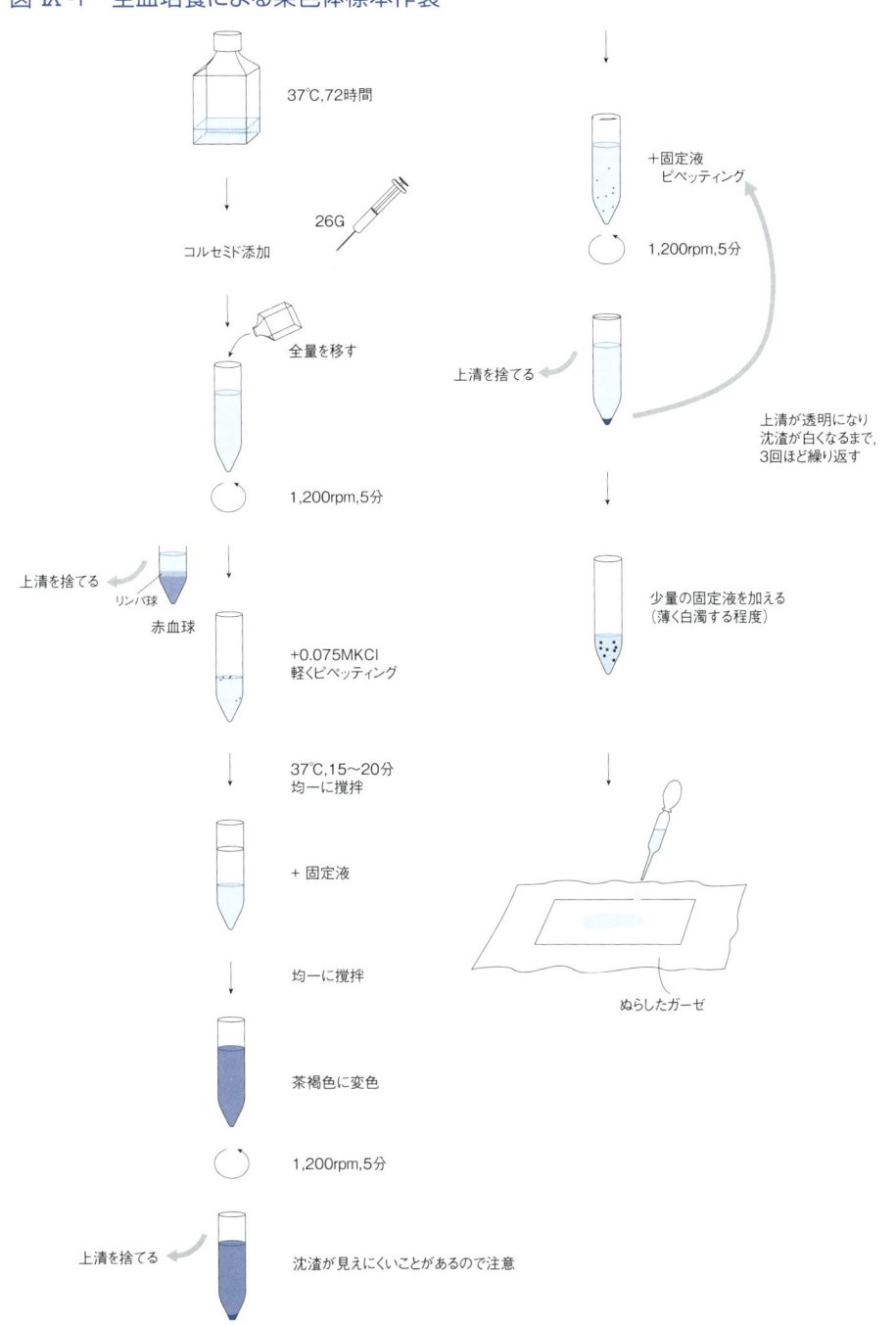

③ 上清を静かに除き，37℃に暖めておいた低張液 3～5ml を加え（細胞の 3 倍量以上），ピペットで静かに攪拌する*.

④ 37℃ウォーターバスに入れ，15～20 分間静置する．この間に固定液を作製する.

⑤ 静かに攪拌して，沈んでいる細胞を均一にする．低張液と等量の固定液を重層するように静かに加えたのち，細胞塊をつくらず均一になるように混ぜ合わせる．（赤血球が壊れ，茶褐色に変色する.）

⑥ 1,200～1,500rpm で 5 分間遠心し，上清を除く．沈渣が見にくいので，吸いすぎないように注意する．新しい固定液を加え，細胞を浮遊させて遠心する.

*パスツールピペットを用いる場合，先端で内壁を削り取ることがあるため，ピペッティングに注意する.

⑦この操作を3回ほど繰り返す．細胞がピペットに付着しやすいので，ピペットの先端のみを使うようにし，大量に浮遊液を吸わない注意が必要である．

⑧最後の遠心が終了したら上清を除去し，細胞量に合わせて少量の固定液を加える．薄く白濁する程度が望ましい．

⑨スライドガラス上に細胞浮遊液をピペットで1滴落とし，自然乾燥させる．スライドガラスは使用前にキムワイプなどでよく拭いたあと，さらに使用する面を固定液で拭いておくとよい．

細胞密度が高い場合は固定液を加え，低い場合は遠心し直して再浮遊させる．展開状況は温度・湿度に左右される．(1)実験台にぬらしたガーゼなどを敷き，スライドガラスをのせる，(2)ウォーターバスに試験管立てを入れ，その上にスライドガラスをのせて滴下する，(3)スライドガラスを10℃くらいの精製水で冷却し，取り出してぬれたままの状態に滴下する，などは簡単に多人数で行える有効な手段である．

固定液の酢酸を増やすと広がる場合があり，メタノールとの比を1：1から5：1まで変えて検討することも有効である．

⑩標本を5～10枚作製する*．

⑪残った細胞浮遊液は5mlくらいの固定液を加えて密栓し，−20℃に保存する．使用前に固定液で遠心洗浄を行ってから使用する．

＊次の日に染色を行う場合は，60℃恒温槽に一晩放置する（エイジング，ハードニング）．次週に染色する場合は，ゴミがつかないように室温保存する．

評価 位相差顕微鏡で観察し，細胞密度（100倍の視野で細胞が100～200個程度みられる状態），展開状況（染色体が進展し，重なりが少ない）を確認する．通常の顕微鏡でも，絞りを絞る，コンデンサを下げることで観察が可能である．

3 分染法

予習項目

①G-分染法の概要について予習する．
②その他の各種分染法についても学習する．

実習目標

①G-分染法を習得する．
②顕微鏡で中期分裂像を探す．

| 課題 | ①トリプシン処理ギムザ染色 |

| 方法・原理 | **G分染法（G-banding）** GTG（G-bands by trypsin using Giemsa）法：原法は Seabright（1971）
染色体標本をトリプシン処理後にギムザ染色を行い，G-バンドを検出する．トリプシン以外でも高濃度の塩類，酵素などさまざまな薬剤を用いても前処理を行うことができるが，G-バンドの出現メカニズムはよくわかっていない．DNA結合蛋白質への効果によりクロマチン構造が変化することで染色されるのではないかと考えられている． |

| 器具 | ・50ml染色ビン　3個／班 |

| 試薬 | 8班分（40人分）を用意
＜教員が作製＞
① 0.05％トリプシン液　400ml
　当日原液をPBSで希釈する．トリプシン液は力価を保つため分注して凍結保存しておく．
② 70％エチルアルコール　400ml
＜学生が作製＞
① 2～4％ギムザ液　400ml
　市販原液を1/15 M Sörensenリン酸緩衝液 pH 6.8で希釈する． |

| 操作法 | ①スライドを4℃に冷やした0.05％トリプシン液に60～90秒間漬ける．1枚ずつ漬け，正確に時間を測る．
　高濃度のトリプシン液を用いて，室温あるいは37℃で行ってもよいが，処理時間が短くなりコントロールするのがむずかしくなる．季節によって室温が異なるので，一定の条件にするため恒温中におくとよい．1枚の標本で細胞塊を上下に分けて2つの条件をふることもできる．各自の標本で最適条件を探すようにする．
②ただちに70％エタノールに漬け，2～3回スライドを上下させ，トリプシンを停止させる＊．
③ギムザ液で5～10分間染色する．染色バット上で行ってもよい．
④軽く水道水で水洗し乾燥させる．
⑤顕微鏡で処理具合を確認し，処理時間を変えて染色を行う．適度の条件で残りの標本を染色する．
　ギムザ染色が薄ければ，もう一度染色することができる． |

＊反応停止にはメタノール・希釈FBSなども用いられるが，ここでは扱いが簡単なエタノールを用いた．

| 評価 | 油浸用レンズを用いて観察する．
染色体が膨化しているのは，トリプシンが効きすぎである．不十分の場合は鮮明なバンドが検出されない（全体がギムザ液に染色される）． |

4 核型分析

予習項目
①染色体の分類と核型記載方法を理解する．

実習目標
①群分けができる．
②相同染色体を選別できる．
③核型をつくることができる．

| 課題 | ①顕微鏡で中期分裂像を探し，染色体数を数える．
②核型を作製する． |

| 方法・原理 | 国際命名規約に基づき核型を作製する． |

| 器具 | ・顕微鏡
・はさみ・糊・セロファンテープ
・台紙
・顕微鏡写真撮影装置
・画像処理ソフト
・プリンタ |

| 操作法 | ①顕微鏡の10倍対物レンズで分裂像を探したあと，100倍レンズで染色体数を数える．一般的には30核板について数える．
  a. 写真撮影装置がある場合
  ・各自の核板を撮影する．前もって個々の顕微鏡で撮影する核板を探しておく．
  ・各自，画像処理ソフトなどを用いて処理を行ったあと，プリントアウトを行う．
  ・レポートとして核型を提出する．
  b. 写真撮影装置がない場合，ないし写真撮影を待っている間に，前 |

もって作製してある写真を手渡して核型を作製する．

②染色体数を数える．

③それぞれの染色体の周囲を少し残して切り取り，台紙の上に置く．

④すべての染色体を切り取ったら，数を確認する．

⑤大きさの順に並べ，A〜G群に分類する．

⑥分染パターンの特徴により，国際標準規約に準じて，1個ずつを同定する（図Ⅸ-2）．

⑦すべてを配列したら，台紙上に糊・セロファンテープなどで固定する．

⑧作製した核型をレポートして提出する．

図IX-2 ヒト染色体分染像の標準模式図（320-バンド期）

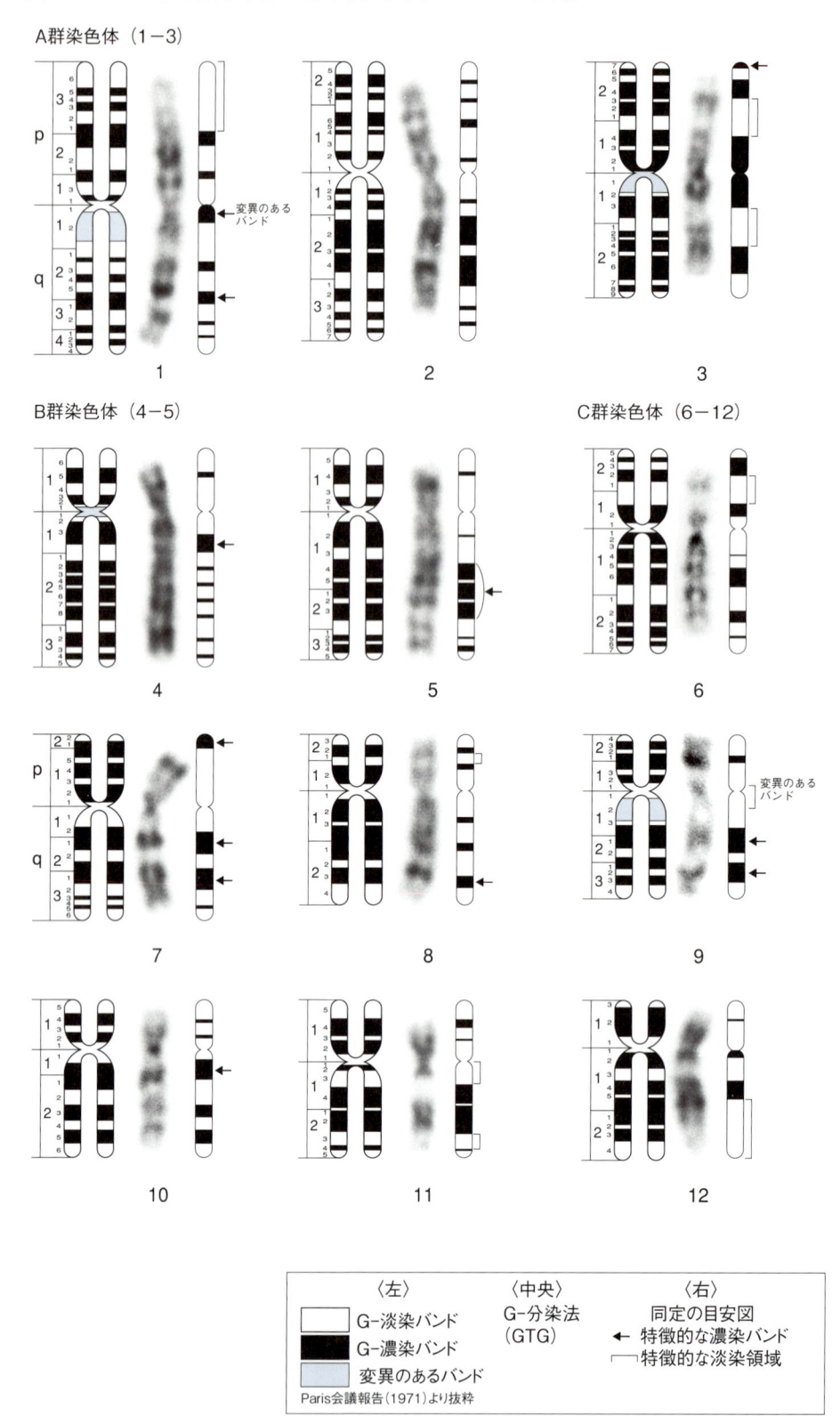

A群染色体（1-3）

1　2　3

B群染色体（4-5）

4　5

C群染色体（6-12）

6　7　8　9　10　11　12

〈左〉
□ G-淡染バンド
■ G-濃染バンド
▨ 変異のあるバンド
Paris会議報告（1971）より抜粋

〈中央〉
G-分染法
（GTG）

〈右〉
同定の目安図
← 特徴的な濃染バンド
⊏ 特徴的な淡染領域

IX 染色体検査

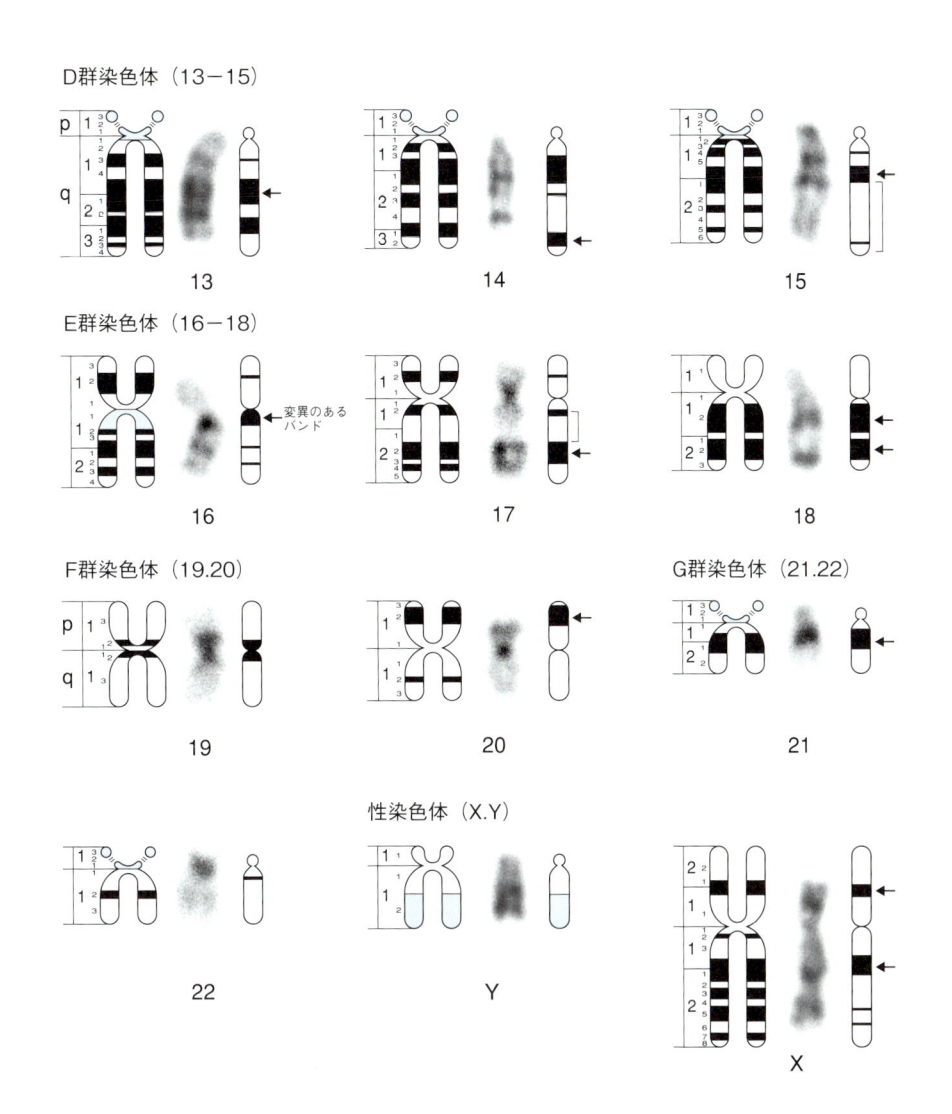

D群染色体（13-15）

13　14　15

E群染色体（16-18）

← 変異のある
　　バンド

16　17　18

F群染色体（19.20）　　　G群染色体（21.22）

19　20　21

性染色体（X.Y）

22　Y　X

評価　提出されたレポートで，群分けができているか，相同染色体が正しく選別できているか，正しく核型分析ができているかを評価する．

5 FISH 法

予習項目

染色体分析のための FISH 法の原理ならびに適応を予習する．

実習目標

染色体分析のための FISH 法の原理ならびに手順を習得する．

課題

①DNA変性
②ハイブリダイゼーション

方法と原理

（図IX-3）

FISH（fluorescence *in situ* hybridization）

染色体などの形態を保ったまま分子雑種形成を行う方法を *in situ* hybridization という．蛍光標識されたDNAなどをプローブ（probe）として用い，染色体DNA上の相補的部位に結合させ，染色体上に位置づけるとともに，そのDNAの有無を明らかにする．

プローブにはサテライトプローブ，ペインティングプローブ，領域特異的プローブなどがあり，ビオチン（biotin）標識，ジゴキシゲニン（digoxigenin）標識，あるいは直接蛍光標識されて市販されている※．

※メーカーにはCYTOCEL社，VYSIS社などがある．

図IX-3　FISH法の概略図

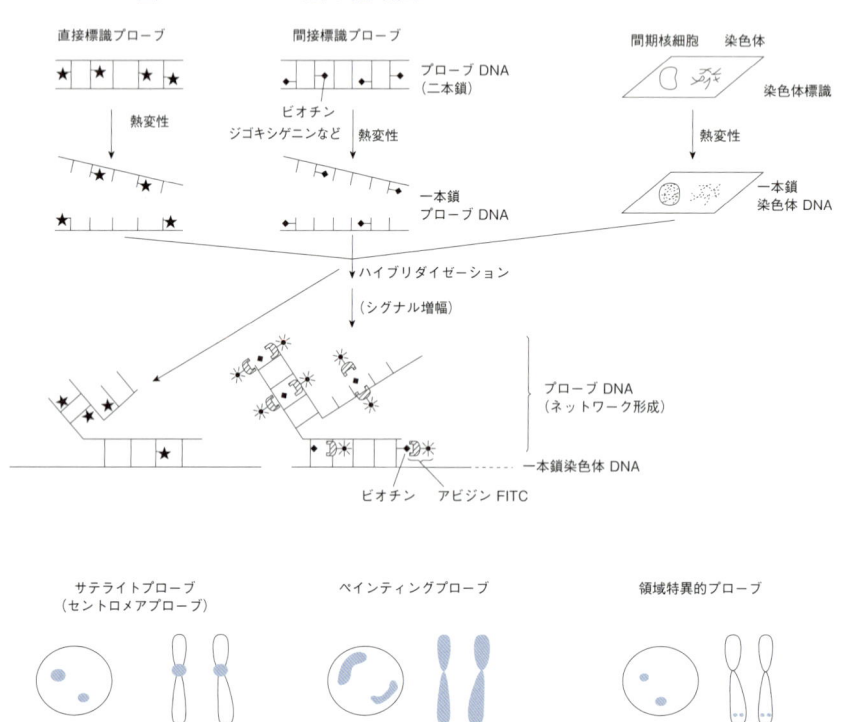

器具

・50ml染色ビン
・パラフィルム（25×25mmくらいにカット）またはカバーガラス，ペーパーボンド
・マイクロピペット
・1.5mlチューブ
・密閉湿潤箱（密閉できる容器の底に湿らせた濾紙，ペーパータオルなどを敷く）
・蛍光顕微鏡

・恒温槽

・ウォーターバス

試薬

反応は1枚の標本に対し2人で行う

＜教員が作製＞

①20 × SSC（pH7.4）500ml

②抗退色封入剤 1% DABCO／10% PBS ＋ 90%グリセリン

③対比染色液

　DAPI（4',6'-diamino-2-phenylindole dihydrochloride）あるいはPI（propidium iodide）溶液を1μg/mlとなるよう抗退色封入剤と混合する．

＜学生が作製＞　10人（スライド5枚）1班として，容量は1班分

①エタノール溶液　70% 100ml，85% 50ml，100% 100ml

②2 × SSC 溶液（20 × SSCを希釈）150ml

　このうちの50mlにTritonX-100またはNP-40を50μl加える．

③70%ホルムアミド／2 × SSC 溶液 50ml（ホルムアミド35ml，蒸留水10ml，20 × SSC 5ml）

④50%ホルムアミド／2 × SSC 溶液 50ml（ホルムアミド25ml，蒸留水20ml，20 × SSC 5ml）

操作法

プローブの種類やメーカーなどによって方法が異なるため取扱説明書に従う．

ここでは，直接標識プローブを用いた操作方法の一例を示す．ホルムアミドを使用しない操作方法もある．

1日目

①染色体標本の前処理：65℃に約3時間（3時間以上24時間以内）静置する．あるいは2 × SSCにて37℃，30分間処理後，エタノール系列（70→85→100%）で各1分間処理して脱水し，風乾する．ガラスペンなどで細胞のある領域に印を付けておくとよい．

②染色体標本の熱変性：70～72℃の70%ホルムアミド／2 × SSC 溶液にスライドを入れ，2分間熱処理を行う．ただちに4℃の70%エタノール，100%エタノール系列に通して脱水する（各5分）．

標本を入れることで液温が下がるため（1枚で1℃くらい），一度に4枚以上の処理をしない．

③スライドを風乾する．

④プローブの変性：75℃，5分間加温後，ただちに氷中で10分程度冷却する．

⑤乾燥した染色体標本にプローブ溶液をのせる．蛍光色素を扱う際には，できるだけ遮光条件下で行うとよい．

⑥パラフィルムをかぶせて溶液を均等に広げる．カバーガラスをのせ，ペーパーボンドなどで封入してもよい．
⑦密閉湿潤箱に入れ，37℃あるいは42℃などで4〜16時間，ハイブリダイゼーションを行う．

2日目

⑧スライドを45℃の50%ホルムアミド／2×SSC溶液で15分間洗浄する．
⑨45℃の2×SSC溶液で10分間洗浄する．
⑩45℃の2×SSC／0.1% TritonX-100（またはNP-40）溶液で5分間洗浄する．
⑪室温の2×SSC溶液にて洗浄する．
⑫対比染色：DAPIあるいはPI溶液を標本上にのせ，気泡が入らないようにカバーガラスをかける．ペーパータオルで上から押さえて余分な染色液を吸い取り，約10分間静置し染色を行う．
⑬観察：蛍光色素に適したフィルタを用い，蛍光顕微鏡で観察する．

評価 非特異蛍光やバックグラウンドが低く，使用したプローブのシグナルが目的の位置に認められることを確認する．サテライトプローブや領域特異的プローブを用いた間期核FISHでは，通常100個以上の細胞のシグナルをカウントするが，できるだけ多くの細胞を観察しシグナル個数を判定する．

参考文献：
1) 奈良信雄ほか：臨床検査学講座／遺伝子・染色体検査学．医歯薬出版，2004．
2) 古庄敏行監修・編集：臨床染色体診断法．金原出版，1996．
3) 臨床病理　最新の染色体分析－基礎と実際　特集第80号．日本臨床病理学会，1989．
4) 日本臨床衛生検査技師会編：臨床検査　遺伝子・染色体検査教本．近代出版，1998．

（小畑慶子・松野一彦）

X

遺伝子関連情報の収集とデータ整理

X 遺伝子関連情報の収集とデータ整理

1 インターネットを用いた情報収集

*インターネット上のページは，日々改良されているため，この項目で使用している画面イメージと異なっている場合もある．（ここに掲載している画面イメージは，2008年現在のものである．）

データベース検索ページは頻繁に改良されているため，機能・メニュー外観などが以下の例と異なる場合があるが，基本的な使用方法は大きくは異ならない．

1 文献データベース

予習項目

①コンピュータの基本的使用法を確認すること．
②調べたい文献について，日本語および英語でキーワードとなる言葉をリストアップしておくこと．

実習目標

①キーワードを用いて，関連する文献の適切かつ効率的な検索ができるようになる．
②検索する対象によって用いるデータベースを選択できるようになる．

課題
①あらかじめリストアップしたキーワード，もしくは教員が指示したキーワードを用いて，データベースを選び，文献を検索し適切な文献情報を得，整理する．
②文献情報から，その文献の内容を閲覧，あるいは文献の所在情報を得る．

方法・原理
オンラインで提供されている代表的な文献検索サイトを用いる．他のサイトもほぼ同様の使用法である．
①邦文データベース：医学中央雑誌，J-STAGE
②英文データベース：PubMed

機器
・インターネットに接続可能なコンピュータ端末〔コンピュータのOS（operating system；たとえばWindows，MacOS，LINUXなど）は問わない〕．

・Web Browser（Webページの閲覧ソフトウェア；Internet Explorer や Firefox など）
・PDF（portable document format）の閲覧ソフトウェア（Adobe Reader）

これらのソフトウェアは基本的には無料でダウンロードして使用が可能である．

操作法

■ **医学中央雑誌を用いた検索（Web体験版を用いての実習）**

> **医学中央雑誌とは**
> 国内で発行されている医学・歯学・薬学およびその関連領域から収集されたのべ約4,700の資料から文献情報を収録し，採択分野は生理学・生化学などの基礎分野から臨床医学の各分野，さらには獣医学・看護学・社会医学など広範囲に及んでいる．年間収録文献数は30万件超．

1. http://demo.jamas.or.jp/ にアクセスする．
2. 検索語入力の欄にキーワードを入力する．（以下では一例として，キーワードを「臨床検査」と入力している）

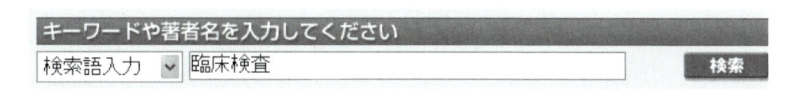

3. 検索をクリックすると，一例として以下のように文献情報が表示される．

   *検索結果は日々変わるので，必ずしもこの例と同一にはならない．

4. 表示された各文献のチェックボックスにチェックを入れたうえで，印刷，ダウンロード などのアイコンをクリックすることによって，以下の操作が可能である．クリックして実際に確かめてみること．

   ・印刷
   チェックを入れた文献情報を印刷する．なお，印刷前に出力形式などを指定する画面になるので，必要な指定を行ってから，印刷のアイコンをクリックする．

- ダウンロード

  チェックを入れた文献情報を，TEXT形式のファイルとして保存する．保存前に出力形式などを指定する画面になるので，必要な指定を行ってから，ダウンロード実行 のアイコンをクリックする．

- メール

  チェックを入れた文献情報を，電子メールで送信する．送信前に送信形式などを指定する画面になるので，必要な指定を行ってから，送信 のアイコンをクリックする．

- クリップボード

  チェックを入れた文献情報を記憶する．記憶された文献は，画面最上部の CLIPBOARD タグをクリックすることによって画面に表示される．さまざまな検索結果を合計500件まで追加して記憶させることができるので，最後に検索結果を一覧するのに便利．

  > ※使用しているパソコンのクリップボードに記憶されるのではない．したがって，パソコン上でペースト（貼り付け）操作を行っても論文情報はペーストされない．またログアウトするとクリップボード内の文献情報は抹消される．

- ダイレクトエクスポート

  この機能は体験版では使用不可．特定のソフトウェアなどに論文情報を読み込ませる機能．

5. 各文献情報は，たとえば以下のような表示になっている．

文献名（タイトル）のすぐ上に並んでいるロゴをクリックすると，

- PubMed（世界最大の医学系文献データベース：別項（p.165〜168）で使用法を記載）
- メディカルオンライン（会員制の医学・医療の総合サイト）
- Webcat Plus（書籍の所蔵図書館検索）
- CiNii（国立情報学研究所の論文データベース）
- J-STAGE（独立行政法人科学技術振興機構が構築した「科学技術情報発信・流通総合システム」で，日本の雑誌の電子出版をサポートしている：別項で使用法を記載）

といったデータベースサービスの，この文献関連の情報へ直接リンクしている．

※文献によってリンクされているデータベースは異なり，また，文献の内容を表示するのは有償となるデータベースもある．

⇒検索した文献が所蔵されている図書館を調べ，可能なら文献内容をオンラインで読んでみること．

⇒オンラインで読めない文献を図書館などで探す際に必要な情報（雑誌名，巻号頁，発行年，文献名，著者名）は，過不足なく必ず記録する癖をつけること．

6．検索が終了したら，終了 をクリックし，ログアウトする．

■ J-STAGE を用いた検索

> **J-STAGE とは**
> 独立行政法人科学技術振興機構（JST）が構築した，日本の学協会が現在発行している学会誌，論文誌を電子化し，インターネット上で公開しているシステム．電子化した論文はこのシステムにより，世界中どこからでもアクセスできるが，日本で発行しているすべての雑誌を網羅しているわけではない．

1．http://www.jstage.jst.go.jp/ へアクセスする．検索サイトで「J-STAGE」と入力しても可．

2．日本語表示では以下のような画面になる．

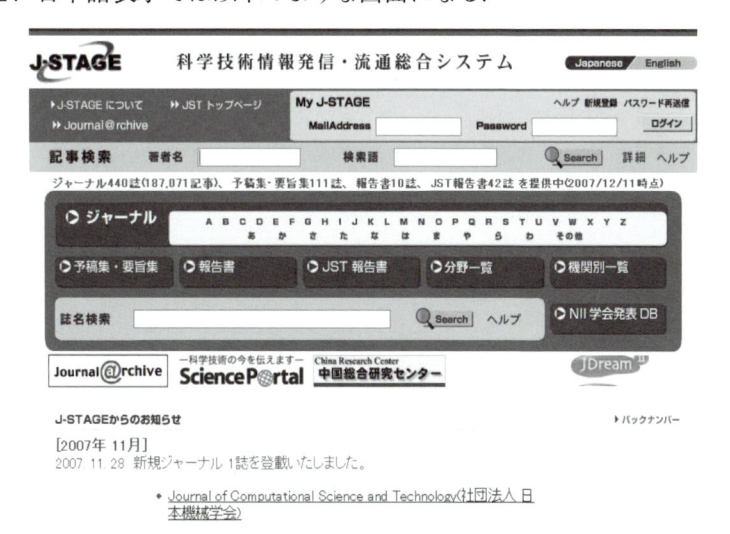

3．文献そのものを検索する場合は，著者名や検索語を入力し，検索アイコン（虫めがね）をクリックする．また，雑誌で検索する場合は，雑誌名や文献の種類，分野，発行機関等で検索できる．

4．著者名や検索語を日本語で入力した場合は邦文表記の文献のみが，英語で入力した場合は以下の例のように英文表記，邦文表記の双方が原則として検索される．

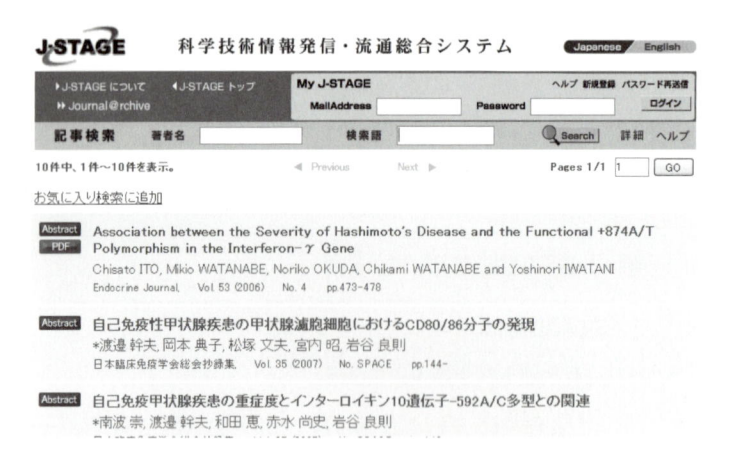

5．それぞれの文献について，抄録を表示する，というリンクをクリックすると文献内容の要約が，PDF形式でダウンロード，というリンクをクリックすると文献全体のPDFのダウンロードが可能である．

■ PubMedを用いた検索

> **PubMedとは**
> 米国国立生物工学情報センター（NCBI；National Center for Biotechnology Information）が無償で一般公開している医学関係の文献データベースで，世界最大の医学文献データベースMEDLINEの全文献も含まれている．生命科学分野では最も汎用される文献データベース．

1．http://pubmed.ncbi.nlm.nih.gov にアクセスする．この文献データベースは英語表記のみである．（日本語の解説や日本語で簡易にこのデータベースを検索できるサービスを提供しているWebページもあるが，ここでは取り上げない．）

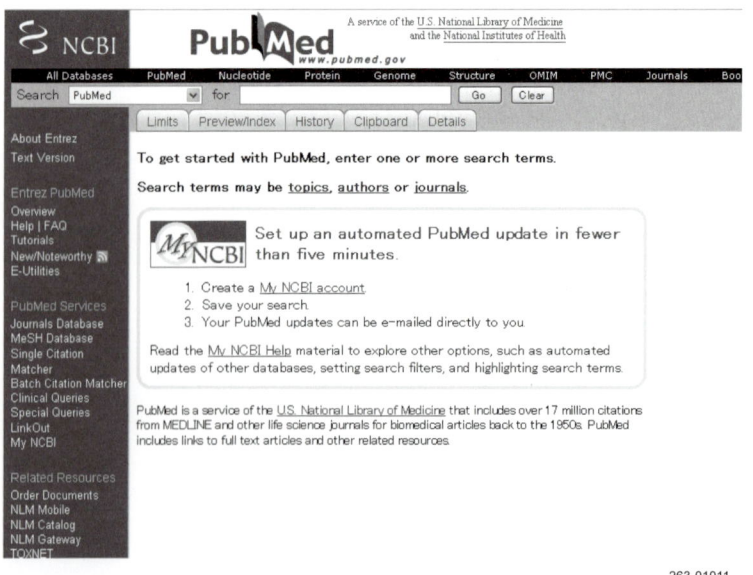

2. Searchの右のプルダウンメニューはPubMed以外のデータベースを選択する際に使用する．（文献情報以外に，蛋白，遺伝子などのさまざまなデータベースが利用できる．）
Search PubMed forとなっている状態で，検索語を英語で入力し，Goをクリックすると検索できる．〔以下の例ではProtein（蛋白）と入力している．〕

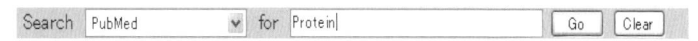

3. 例として，次のような検索結果が表示される．
〔検索対象は，タイトルや要約（abstract）だけでなく，キーワードや，PubMedが作成したMeSH（Medical Subject Heading Terms）という分類語も含まれる〕．

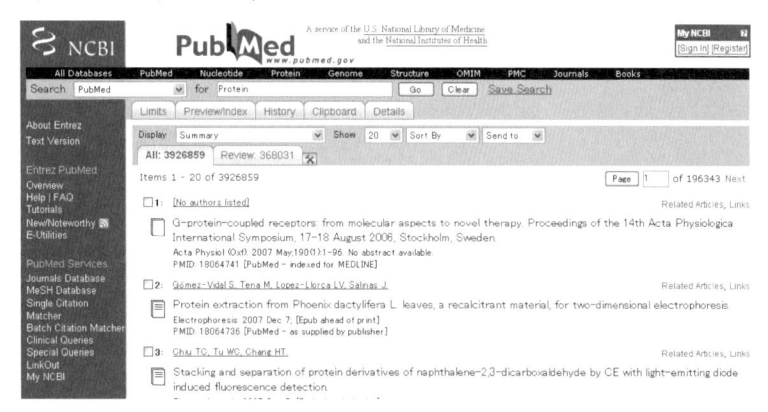

この例では，検索した結果，3,926,859個の文献情報がヒットし，196,343ページにわたってその文献リストを1ページ20文献ずつ表示していることを示している．

4. 大量の文献を絞り込むために，以下のような方法がある．

【複数の検索語による検索】
検索語をスペースに続いて複数入力すると，すべての検索語にヒットする文献のみに絞り込める．

【フレーズを用いた検索】
ダブルクォーテーションで囲ったり，あるいはハイフンを使ったりすると，単語の組み合わせとしてではなくフレーズとして検索できる．
（例："Laboratory Science"，Laboratory-Scienceなど）

【類似語をすべて検索】
検索語にアスタリスク（*）を使用すると，語尾の異なる語をすべて検索する．
（例：treat* = treat, treated, treating, treatmentなどをすべて検索）

【文献の条件を限定して検索】
検索語入力欄の直下に，Advanced というリンクがあるのでそれをクリックすると，著者名，掲載雑誌名，発行日，記述言語，分野などを限定して検索するように設定できる．希望の条件を入力して検索してみる．

※複数語検索ではLaboratoryという単語とScienceという単語さえ含まれていればリストアップされるが，フレーズとしての検索ではLaboratory Scienceというフレーズが含まれていないとリストアップされない．

【個々の検索結果を組み合わせた論理検索】

Advanced というリンクをクリックすると，下方に過去の検索履歴が表示されるので，おのおのの検索番号（#1 など）を組み合わせた論理検索〔#1 AND #2（#1 の検索結果に含まれていて，かつ #2 の検索結果にも含まれている）などの検索方法〕が可能である．

5．各文献のタイトルをクリックすると，下記の例のような文献の詳細情報が表示される．

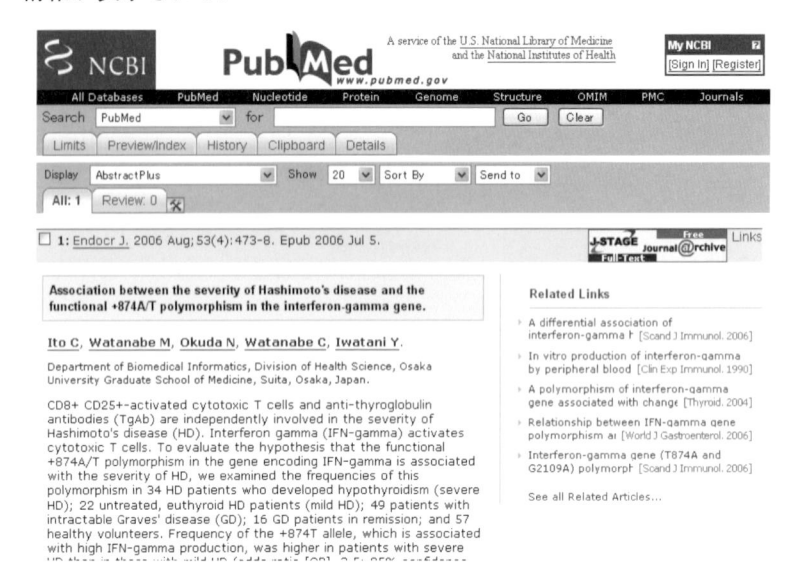

・この画面には，文献のタイトル，著者名，掲載誌情報，文献の要約，関連する文献へのリンクなどがまとめられている．

・掲載誌情報の右にアイコン（上記の例では，J-STAGE）が表示されている場合は，電子ジャーナルに直接リンクしており，PDF などで文献をダウンロードできるなどのサービスが受けられる．（掲載誌により有償．所属機関が購読契約をしている場合は，その機関内からの接続に限りダウンロード可能のこともある．）

6．【クリップボードの使用法】

検索結果リストが表示されている状態で，希望する文献のチェックボックスにチェックを入れ，Send to のプルダウンメニュー（右図）から Clipboard を選択すると，選択した文献情報が記憶される．

・記憶された文献情報は検索語入力欄の下の Clipboard リンクをクリックすることによって表示できる．

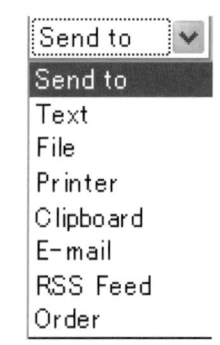

・すべてのほしい文献が Clipboard に揃ったところで，詳細情報を印刷する，あるいはダウンロードするなどの処理をすると効率がよい．

・Clipboard には 500 文献まで，また何の操作もしなくなってから 8 時間までは記憶される．

7. 【文献リストの表示数変更】

    1ページに表示できる文献数は標準で20文献であるが，Show というプルダウンメニューから選択することによって5～500文献に変更できる．

8. 【印刷物（冊子体）の雑誌との相違】

    ・PubMedには，印刷物として掲載誌が発行されるよりも早く文献が掲載されることも多く，データベースでは検索できても図書館などの新着雑誌として到着していない場合もある．

    ・論文の早期公開をしている雑誌では，掲載号やページが未定で，雑誌の体裁になっていない原稿段階の論文の状態でPDFファイルとして公開しているものもある．

結果の整理

1. 必要十分な文献情報を得ることができる検索語や検索条件を，試行を繰り返して見出す．
2. 得られた文献情報を，掲載誌情報，文献の要約，得られた知見，のように整理してリストアップする．英文誌名は決まった略称があるので，注意すること．

    （例：Clin Chem = Clinical Chemistry の略）

3. 望ましくは，文献整理ソフトウェア（EndNoteなどいくつかある）に入力しておくと，後日使用する際に便利．特に論文や報告書を作成する場合に，これらのソフトウェアは，参考文献として本文中に挿入したり，引用順を入れ替えたりするのに便利な機能をもつ（文献整理ソフトウェアの使用方法については省略）．

参考文献

インターネット上で文献検索に関するノウハウを記載したWebページが多く公開されている．

2 遺伝子関連情報データベース

- http://www.ncbi.nlm.nih.gov/guide/all/ に米国国立生物工学情報センターで無償提供されているデータベースの一覧がある.
（このページ自身, これらのデータベースすべてを対象に検索するためのページになっている.）

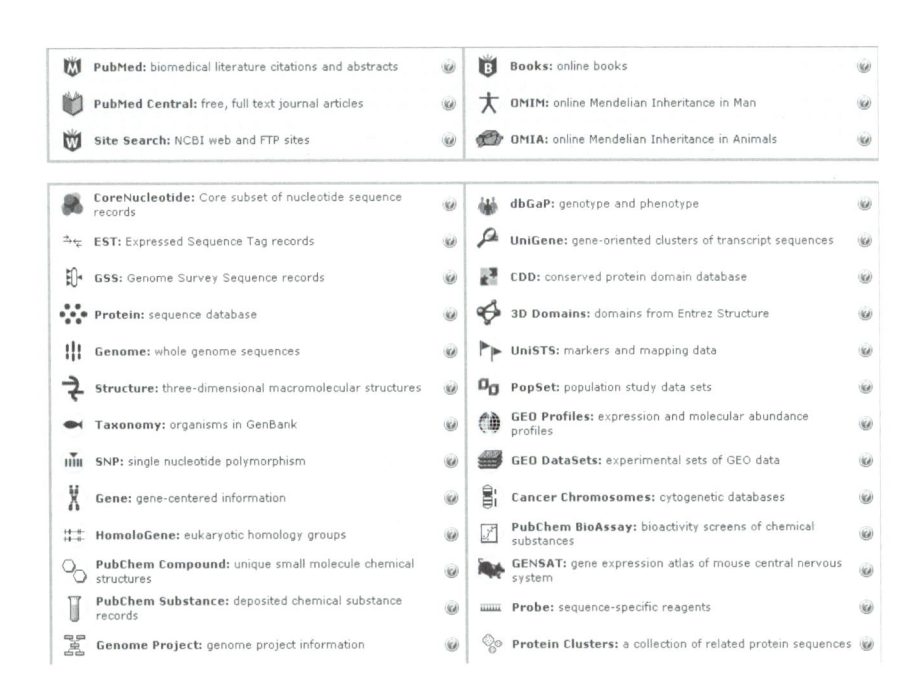

PubMed: biomedical literature citations and abstracts	Books: online books
PubMed Central: free, full text journal articles	OMIM: online Mendelian Inheritance in Man
Site Search: NCBI web and FTP sites	OMIA: online Mendelian Inheritance in Animals
CoreNucleotide: Core subset of nucleotide sequence records	dbGaP: genotype and phenotype
EST: Expressed Sequence Tag records	UniGene: gene-oriented clusters of transcript sequences
GSS: Genome Survey Sequence records	CDD: conserved protein domain database
Protein: sequence database	3D Domains: domains from Entrez Structure
Genome: whole genome sequences	UniSTS: markers and mapping data
Structure: three-dimensional macromolecular structures	PopSet: population study data sets
Taxonomy: organisms in GenBank	GEO Profiles: expression and molecular abundance profiles
SNP: single nucleotide polymorphism	GEO DataSets: experimental sets of GEO data
Gene: gene-centered information	Cancer Chromosomes: cytogenetic databases
HomoloGene: eukaryotic homology groups	PubChem BioAssay: bioactivity screens of chemical substances
PubChem Compound: unique small molecule chemical structures	GENSAT: gene expression atlas of mouse central nervous system
PubChem Substance: deposited chemical substance records	Probe: sequence-specific reagents
Genome Project: genome project information	Protein Clusters: a collection of related protein sequences

- http://www.genome.ad.jp/ja/（京都大学化学研究所バイオインフォマティクスセンターが提供しているゲノムネット）などでも, 各種データベースが提供されている.
- いずれも, 複数のデータベースを同時に検索できるものや, 検索結果が他のデータベースの関連項目に自動的にリンクされるものもあり, 横断的な検索が可能である.

【注意】
- ゲノム配列情報, アミノ酸配列情報, 立体構造, 多型情報など多種にわたっているため, 必要に応じてデータベースを選択する必要がある.
- 種（ヒト, マウスなど）を意識することや, 多型情報では人種（民族）を意識してデータベースを利用することが重要.
- データベースによっては,
    - ➢ 自由に登録できるもの（最新データへの更新が早いが, 信頼性に問題のあるデータが混在）
    - ➢ 内容を審査したデータのみ登録されるもの（信頼性は高いが, データがやや古くなる）

  などの特徴があるため, 特徴を知ったうえで利用すべきである.

・遺伝子の構造など基本的な知識がないと当然利用できない．

個々の具体的利用手順は省略し，データベースページの紹介のみとするが，以下に記載する塩基配列の検索は簡便であるので演習してみるとよい．

塩基配列の検索〔例としてヒト TRH（TSH 遊離ホルモン；視床下部より分泌）の配列を検索〕

＊ここで Core Nucleotide を選択すれば後述の GenBank などのデータを直接検索できる．

1. http://www.ncbi.nlm.nih.gov/gene にアクセスする．
2. Gene の後の入力欄に TRH と入力し，Search をクリック．
3. 下記のような表記の検索結果があるはずなので確認する．（番号などは異なる場合もある．2021 年現在の表記は若干異なる．）

```
☐5: TRH                                                          Order cDNA clone, Links
   Official Symbol TRH and Name: thyrotropin-releasing hormone [Homo sapiens]
   Other Aliases: MGC125964, MGC125965
   Chromosome: 3; Location: 3q13.3-q21
   Annotation: Chromosome 3, NC_000003.10 (131176253..131179470)
   MIM: 275120
   GeneID: 7200
```

➢ 名称の部分（ここでは TRH）をクリックすると詳細画面に遷移する．
➢ Official Symbol and Name：正式略称と正式名．ここでは TRH と thyrotropin-releasing hormone である．
➢ [*Homo sapiens*]：種．ここではヒト．同じ遺伝子名でも種が違うと配列が異なるので注意．
➢ Other Aliases：別名．
➢ Chromosome／Location：染色体と座位．ここでは 3 番染色体の長腕 13.3-21 を示す．
➢ その他，Mendelian Inheritance in Man（MIM）number（ヒト遺伝子のみ）や，Gene ID が表記される．これらの番号で遺伝子配列などを検索することも可能．

4. 詳細画面には，染色体上の位置図や参照文献などが羅列されている．

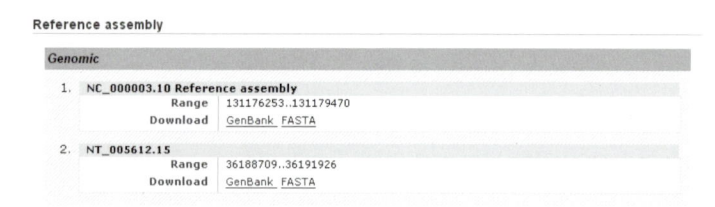

```
Reference assembly
Genomic
   1. NC_000003.10 Reference assembly
         Range      131176253..131179470
         Download   GenBank  FASTA
   2. NT_005612.15
         Range      36188709..36191926
         Download   GenBank  FASTA
```

5．ヌクレオチド配列のうち FASTA をクリックした結果を示す．（FASTA，あるいは GenBank については，別項の【塩基配列の記載形式について】で説明．）

```
1: NC_000003 Reports Homo sapiens chro..[gi:89161205]                                    Links
>ref|NC_000003.10|NC_000003:131176253-131179470 Homo sapiens chromosome 3, reference assembly, complete sequence
CGGCAGGCGCCCGGGGTCCTCAGCGCTGCAGACTCCTGACCTGCCGACTGCGGATCCCGAGTCCCCGGAT
CCCGGACCCATCCTGTGGAGCCCACTCCTGGCAGGTAACCGCCCCAACCCCTCTCCTTCCGCAGACGGTG
TCCGGGAGCACTGGAAAGGGAGCCCTCTCGGCCCGCCCTCACCTTCGGTTCTCTGAGAGCTTCCTGGAGA
ACAGGGCCGGTGCACAGGCGGGGCGCTGTGCTCGCACCCCCGGGTCCTCCCCGAGCGCAGGCCGGGGACCC
GACGGGAGGCACGGCGCGGGCACATCGGAGGCTCTCGCTGCTGGGCACTCAGGTCGCCAGAGTCCGCAGC
GCGGGGTGGGAGCTCCGCGGCACCCCCTGCCTGGGTGCCGCCGACAGAGCTGGGTATTCAGGGCGTCGG
CCTGAGAACCTGGGAGTTCGAATCCCAATCTCAACGCTAGAAATAGAATTTTAGCGTTGAAGTTAGGATT
TTAGCGTTAGAATCAGATTCCTGGCTTAGTCATGAAAGCTTAGCATTAGAAATAGAATCTTAGCTTTGCA
AATAGACTTTGAGCTTTAGAACCTGAATCTTAGCGATAGAAATGGGATCTTCGCGTTGGAATGAGGACGT
CGGCCACGGAGCTTGAGTTAGAACGTGGCGATGGGGACCTTTGGGGGAGTCTTGGCGGGGACGCAACCG
TTAGCGTCGCGGCTGTGCCTGGCGCTGCAATCTCAATGGTTGCACTCCCGGCGAGGCAGTCCCAGCGTTG
GCTTCCCCAGTTCCGCGTCACATTGAAGGGTGGGGGTGGCGCTGGCGATGGGGTTCCTACGGCCTCCTGC
CTTGCGCAAGCAGAACTGGGGCGCAGGCACTACAGGCACCCGTGGGGGCGAGGACGCCTAGAGGTGACAGG
TGTGGACGCAGAGCCGGGGCGAACCGCCGCTGCTCCCGCCCTGCACGAGGGGCAGTGGTCCTGCTTCT
GGGAGGGCGGTTGAACTGTGCGTGGTTTGTTTCTGGCGGGGCGTCGGGGAGATGGAGCGGGATGTGCTGT
GATTCGGTGCGCTCAGGCTCCCTCTGTCCCCTAACCCAGACGCCGCGATGCCCGGCCCTTGGTTGCTGCT
CGCTCTGGCTTTGACCCTGAACCTGACCGGTGTCCCCGGCGGCCGTGCTCAGCCAGAGGCGGCCCAGCAG
```

FASTA 形式（別項で説明）で塩基配列が表示される．この塩基配列をコピーし，テキスト文書として保存しておくと，さまざまな検索や解析に使用することができる．

➤ いろいろな蛋白の遺伝子配列を同様の方法で検索してみること．

【塩基配列の記載形式について】

塩基配列についてはさまざまな記載法があるが，FASTA という形式が最もシンプルで多用されている．テキスト形式で記載することが普通なので，普通のテキスト編集ソフトで開くことができる．

FASTA 形式

以下のような記載形式である．

> ＞遺伝子あるいは蛋白の名前
> ACGAATCGA・・・（配列）

たとえば，上記の例で検索したヒト TRH 遺伝子は，以下のように表記する．

>ref|NC_000003.10|NC_000003:131176253-131179470 Homo sapiens chromosome 3, reference assembly, complete sequence
CGGCAGGCGCCCGGGGTCCTCAGCGCTGCAGACTCCTGACCTGCCGACT
GCGGATCCCGAGTCCCCGGATCCCGGACCCATCCTGTGGAGCCCACTCC
TGGCAGGTAACCGCCCCAACCCCTCTCCTTCCGCAGACGGTGTCCGGG
AGCACTGGAAAGGGAGCCCTCTCGGCCCGCCCTCACCTTCGGTTCTCT
GAGAGCTTCCTGGAGAACAGGGCCGGTGCACAGGCGGGCGCTGTGCTCG
CACCCCGGGTCCTCCCCGAGCGCAGGCCGGGGACCCGACGGGAGGCAC
GGCGCGGGCACATCGGAGGCTCTCGCTGCTGGGCACTCAGGTCGCCAGA
GTCCGCAGCGCGGGGTGGGAGCTCCGCGGCACCCCCTG

ほかに GenBank という形式もあるが，これは NCBI のデータベース GenBank へ配列を登録するときの形式．NCBI のデータベースで GenBank 形式での表示を選択したときに表示される．

※ GenBank は，同様のデータベースである日本の DDBJ，欧州の EMBL と新しいデータの相互共有を行っている．

(渡邉幹夫)

X
遺伝子関連情報の収集と
データ整理

2 実験データの解析ツール

遺伝子検査の実習では使用しない可能性が高いが，実験データを解析するためのツールには次のようなものがある．
（インターネット上で無償で使用できるなど，一般に利用可能で基本的なもののみを紹介し，実際の使用法はプロモーター予測とホモロジー検索のみ簡単に触れる．その他のツールについては各Webページの記述を参照．）

*インターネット上のページは，日々改良されているため，この項目で使用している画面イメージと異なっている場合もある．（ここに掲載している画面イメージは，2008年現在のものである．）

●統計学的解析ツール

表計算ソフト（Excelなど）のアドイン（組み込み機能）として利用できるものや，統計専用ソフトウェア（JMP，SPSS，SASなど）がある．詳細は統計学の実習に譲る．

●プロモーター予測

塩基配列からプロモーターを予測する．以下のようなページがある．

- BDGPプロモーター予測：http://www.fruitfly.org/seq_tools/promoter.html
- McPromoter：http://tools.genome.duke.edu/generegulation/McPromoter/
- WWW PromotorScan：http://www-bimas.cit.nih.gov/molbio/proscan/

これらは，配列を入力し，Submitをクリックするとプロモーターの予測配列を表示する．

例として，BDGPプロモーター予測サイトにおいて，前項で検索したヒトTRHの配列をFASTA形式で入力したのが次の図である．

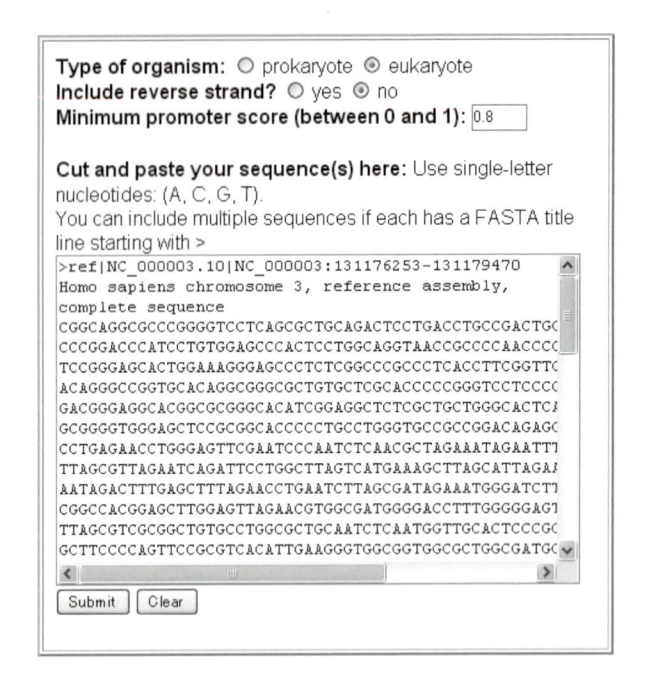

```
Type of organism:  ○ prokaryote  ● eukaryote
Include reverse strand?  ○ yes  ● no
Minimum promoter score (between 0 and 1): 0.8

Cut and paste your sequence(s) here: Use single-letter
nucleotides: (A, C, G, T).
You can include multiple sequences if each has a FASTA title
line starting with >

>ref|NC_000003.10|NC_000003:131176253-131179470
Homo sapiens chromosome 3, reference assembly,
complete sequence
CGGCAGGCGCCCGGGGTCCTCAGCGCTGCAGACTCCTGACCTGCCGACTGC
CCCGGACCCATCCTGTGGAGCCCACTCCTGGCAGGTAACCGCCCCAACCCC
TCCGGGAGCACTGGAAAGGGAGCCCTCTCGGCCCGCCCTCACCTTCGGTTC
ACAGGGCCGGTGCACAGGCGGGCGCTGTGCTCGCACCCCCGGGTCCTCCCC
GACGGGAGGCACGGCGCGGGCACATCGGAGGCTCTCGCTGCTGGGCACTCA
GCGGGGTGGGAGCTCCGCGGCACCCCCTGCCTGGGTGCCGCCGGACAGAGC
CCTGAGAACCTGGGAGTTCGAATCCCAATCTCAACGCTAGAAATAGAATTT
TTAGCGTTAGAATCAGATTCCTGGCTTAGTCATGAAAGCTTAGCATTAGAA
AATAGACTTTGAGCTTTAGAACCTGAATCTTAGCGATAGAAATGGGATCTT
CGGCCACGGAGCTTGGAGTTAGAACGTGGCGATGGGGACCTTTGGGGGAGT
TTAGCGTCGCGGCTGTGCCTGGCGCTGCAATCTCAATGGTTGCACTCCCGC
GCTTCCCCAGTTCCGCGTCACATTGAAGGGTGGCGGTGGCGCTGGCGATGC

[Submit] [Clear]
```

prokaryote（原核生物）か eukaryote（真核生物）か，相補鎖も検索するか，スコアの設定（後述）を選択してから Submit をクリックすると次のような画面を表示する．（入力した配列によって結果は当然異なる．）

Promoter predictions for 1 eukaryotic sequence with score cutoff 0.80
(transcription start shown in larger font):

Promoter predictions for
ref|NC_000003.10|NC_000003:131176253-131179470 :

Start	End	Score	Promoter Sequence
1816	1866	0.82	TGAATGTGTGTATCTGTGAGGCCTGAGGGGCAGGTGCAAGAccATGCCTC
2304	2354	0.95	ACCTGATGCCTGAAAAACGCCAGCATCCGGGCAAGAGGGCCcTGGGAGGC
3133	3183	0.97	TTGTGGTTTGTATATAACCCTCTAAGCCCCTATCCCTTGTCgATGACAGT

この例では，プロモーターと予測された配列が3配列提示されており，Score の部分の数値が大きいほどプロモーターの可能性が高いと判断したことを示す．この Score は0から1の数値をとり，この例では 0.8 以上を表示するように設定している．（実際にプロモーターとしての機能を有するか否かは実験などで検証の必要がある．）

●ホモロジー検索サイト

得られた配列と相同性のある（類似している）配列を検索する．たとえば，

　　BLAST：http://blast.genome.jp/

を利用して，上記のヒト TRH の配列と相同性のある配列にどのようなものがあるか，検索してみよう．BLAST にアクセスして，下図のように Sequence data の欄に，上記で検索した FASTA 形式のヒト TRH の配列をコピー&ペーストで入力する．

BLAST Search

【注意】
・FASTA形式で入力した場合，Sequence IDなどの入力は不要．
・塩基配列の相同性を検索する場合，Select program and databaseの欄はBLASTNを選択する．アミノ酸配列の相同性を検索する場合はBLASTPを選択する．

Compute をクリックすると，検索を開始し，以下のような結果が表示される．

Entry：相同性の高い順に並べたときの，ヒットした種と配列名．クリックすると，その配列に関するデータが表示される．

bits：相同性を示す数値．高いほど類似性が高い．この数値をクリックすると，実際の配列比較の図が表示される．

E-val：偶然にこのbitの数値を上回る配列が何個出るか，の期待値．少ないほど偶然に起こりえない類似性を有することになる．e-114の表記は10^{-114}の意味で非常に小さい数値である．

⇒この例では，相同性の高い順に，上から，ヒトTRH，チンパンジーTRH，アカゲザルTRH，イヌTRH……と続き，7番目以降が，マウスTRH，ラットTRH，ゼブラフィッシュTRHとなっており，哺乳類のなかでも，特にチンパンジーやアカゲザルといった霊長類と相同性が高いことがわかり，進化との関連を推測することができる．

⇒種の間での相同性だけでなく，塩基配列やアミノ酸配列の類似した物質などを知ることもできる．

以下はデータベースの紹介にとどめる．

ドメインデータベース

得られたアミノ酸や塩基配列に含まれている蛋白のドメインを検索し，ドメイン情報を調べる．検索サイトを1つ示す．

SMART：http://smart.embl-heidelberg.de/

二次構造の予測

アミノ酸配列から蛋白の二次構造を予測する．予測サイトを1つ示す．

PREDATOR：http://bioweb.pasteur.fr/seqanal/interfaces/predator-simple.html

配列編集ソフトウェア

（以下よりダウンロードできるので，インストールする必要がある．）

GeneDoc：http://www.nrbsc.org/downloads/

アミノ酸配列データベース

Swiss-Prot：http://www.expasy.org/sprot/

その他，さまざまなツールが有償・無償で利用可能である．また，上記のデータベース以外にも同じ機能をもつデータベース検索サイトが存在する．

（渡邉幹夫）

XI 学内実習モデル

XI 学内実習モデル

1 モデルA（標準モデル）

実習モデル策定に関する基準

ここで示すモデルは，臨床検査技師として必ず理解しておくべき検査方法とその理論，ならびに取得しておくべき基本的手技を学ぶためのモデルであり，すべての臨床検査技師教育施設において実施が望まれる学習内容で構成されている．具体的には，遺伝子検査に用いる試薬・機器などの扱い方，検体および核酸の扱い方，PCR法を中心とした核酸の増幅方法と電気泳動による確認方法が主要な実習項目である．

想定される実習期間は，おおむね半年（1回を180分として，15回）である．あくまでもモデルであるため，各養成施設のカリキュラムや設備などによって適宜変更していただきたい．

「遺伝子検査学」実習——モデルA

第1回 オリエンテーション（実習講義）
- 実習の概要と目的を理解する．
- 「II-1 遺伝子解析に伴う情報管理と倫理的問題」を参考に，実習であっても実際の臨床検査と同様に遵守すべき項目について確認する．
- 「V 遺伝子検査標準化の指針と精度管理」を参考に，信頼できる検査結果を出すための注意すべきポイントを確認する．
- 「III-1・2」を参考に，遺伝子検査で使用する機器や器具の原理と使用方法を学ぶ．
- これらの項目は，実習中も必要に応じて再確認する．

第2回 試薬の調製

「III-3」を参考に，今後の実習で使用する試薬を確認し，それぞれの調製方法を学んだのち，保存可能な試薬を調製する．

第3回 検体からのDNA抽出と保存

「IV」および「VI-1」を参考にして，採血もしくはうがい法などを用いて，各自のDNAサンプルを抽出，保存する．

＊学生など，ヒトのサンプルを使用する場合，教育機関内で使用方針についてコンセンサスをとるとともに，十分な説明を行い書面にて同意を得るべきである．

第4回・第5回　PCR法および電気泳動法

「Ⅵ-4・5」を参考に，第3回で抽出したDNAサンプルを用い，特定の遺伝子を増幅し，増幅した核酸を電気泳動で観察し，その結果をもとに，PCR法や電気泳動法の基本原理を理解する．

＊以降の実習で多型解析を行う場合には，多型解析にも使用できるPCR産物（この実習書では*ALDH2*遺伝子）を，ここで増幅しておくほうが効率がよい．

第6回・第7回　検体からのRNA抽出と逆転写反応

「Ⅵ-2」を参考に，生体材料からRNAを抽出し，DNAとの物理化学的性質の違いを理解するとともに，RNAを扱う際の注意点を確認する．

「Ⅵ-3」を参考に，抽出したRNAを鋳型にしてcDNAを合成し，PCR法と電気泳動法によってその増幅産物の有無やサイズを確認する．

第8回　PCR産物の精製

「Ⅶ-1」を参考に，第4回・第5回で得られたPCR産物を精製し，その効果を確認する．

第9回　遺伝子多型とその検出法についての理解（実習講義）

「Ⅶ-2・3」を参考に，遺伝子多型の解析が検査として有用であることを認識し，それぞれの多型検出法の原理と特色を理解する．

第10回・第11回　核酸の定量

「Ⅶ-4」を参考に，核酸を定量する．競合PCR法とリアルタイムPCR法について理解する．

＊競合PCR法は多くの設備で実施可能であるが，リアルタイムPCR法は専用の機器が必要である．

第12回・第13回　染色体検査

「Ⅳ-1・2」および「Ⅸ」を参考に，染色体の標本を作製し，核型分析を行う．

＊核型分析は実際に演習するのは困難と思われるので，概念および表記法の理解のみとしてもよい．

第14回　データベース検索

「Ⅹ」を参考に，特に文献のデータベースを実例として，基本的な検索手順を実際に体験することで，WEB上のデータベースの利用方法について学習する．

第15回　予備日

＊

・時間的制約がある場合は，第8回から第10回の3回，もしくは第11回と第14回を含めた5回を省略することも可能と思われる．

・カリキュラムによっては，同時に2つの項目を並行して実施するほうが効率よく実習を行うことができることもある．また，講義部分を実習時間以外に割り振って行うことも考えられる．

（渡邉幹夫・奥宮敏可・水越聡子）

XI 学内実習モデル

2 モデル B（アドバンスモデル）

実習モデル策定に関する基準

ここで示すモデルは，臨床検査を行うために取得すべき知識や技術に加えて，既存の検査法の改良や新しい検査技術の開発，あるいは将来，臨床検査として導入可能なバイオマーカーの研究など，より発展した目的のために理解しておくべき方法とその理論，ならびに取得しておくべき手技を学ぶためのモデルである．目的の性格上，すべての臨床検査技師教育施設において実施する必要はないが，研究施設での勤務や大学院進学の可能性が高い場合には学んでおくほうがよい．

＊

ここで示す実習に先立ち，前項の「モデル A（標準モデル）」の実習を終了することは必須であるため，15回の実習ですべてを網羅することは困難であり，可能なかぎり基本コースの実習とは別のカリキュラムでアドバンスコースの実習を設けることを勧める．

以下は，前項の「標準モデル」第8回まで，および第12回〜第14回を終了したことを前提としたモデルである．

「遺伝子検査学」実習——モデル B

第1回 遺伝子多型とその検出法についての理解（実習講義）
　「Ⅶ-2・3」を参考に，遺伝子多型の解析が検査として有用であることを認識し，それぞれの多型検出法の原理と特色を理解する．

第2回 遺伝子多型のタイピング—1
　「Ⅶ-3」を参考に，ARMS法を用いて遺伝子多型のタイピングを行い，ARMS法の基本原理ならびにその有用性について理解する．

第3回・第4回 遺伝子多型のタイピング—2
　「Ⅶ-3」を参考に，RFLP法を用いて遺伝子多型のタイピングを行い，RFLP法の基本原理ならびにその有用性について理解する．できれば，前もって，すでに増幅したPCR産物を用いるほうが効率がよい．時間が許す範囲で，制限酵素の反応条件（濃度や反応時間など）を変えて最適な条件を検討するなど，論理的ならびに探索的実習を行うことも勧められる．（設備があればSSCP法も実習する．）

第5回・第6回　核酸の定量

「Ⅶ-4」を参考に，核酸を定量する．特に競合PCR法とリアルタイムPCR法について理解する．

第7回　プライマー設計演習

「Ⅹ-2」を参考に，遺伝子配列のデータベースについて理解し，教員が指示した蛋白質などの遺伝子配列を検索する．

「Ⅵ-1」を参考に，実習書掲載の配列もしくは自分で検索した配列について，PCRプライマーとして条件を満たす配列を検索する．

第8回・第9回　PCR反応の条件設定

第7回で検索したプライマーもしくは教員の示したプライマーを用い，「Ⅵ-4」を参考に，さまざまな条件設定でPCRを行い，最適な条件（特にアニーリング条件）を決定する．

第10回・第11回　シークエンス反応

教員から与えられたサンプル，もしくは前回までの実習で増幅させたPCR産物を用いて，「Ⅷ-5」を参考にシークエンス反応を行い，結果をデータベースの遺伝子配列と照合する．

第12回～第15回　サザンブロットハイブリダイゼーション

「Ⅷ-3」を参考に，サザンブロットハイブリダイゼーションを行う．

＊

- 上記はあくまでも例であるため，実習の日数や設備によって改変する必要がある．また，本実習書にあるが上記モデルに入っていない項目についても，必要に応じて上記項目と入れ替えて実習してもよい．
- いずれのモデルも，時間配分については目安にすぎないため，各施設においてシラバスを再検討し，教育効率のよい時間配分とされることをお勧めする．

（渡邉幹夫・奥宮敏可・水越聡子）

【編者所属】
岩谷良則
　大阪大学大学院医学系研究科附属ツインリサーチセンター

【著者所属】
渡邉幹夫
　大阪大学大学院医学系研究科保健学専攻

岩谷良則
　上記

梅村　創
　国際医療福祉大学大学院／医療法人社団高邦会高木病院臨床検査部

田村髙志
　元　杏林大学保健学部臨床検査技術学科

舩渡忠男
　東北福祉大学健康科学部医療経営管理学科

竹田真由
　藤田医科大学病院がんセンター

上野一郎
　香川県立保健医療大学名誉教授

尾路祐介
　大阪大学大学院医学系研究科保健学専攻

奥宮敏可
　高知学園大学健康科学部臨床検査学科

奥村伸生
　信州大学名誉教授

松野一彦
　北海道大学名誉教授／北海道大学病院検査・輸血部

小畑慶子
　岩手医科大学医学部臨床遺伝学科

水越聡子
　東洋公衆衛生学院臨床検査技術学科

臨床検査学実習書シリーズ
遺伝子検査学　実習書　　ISBN978-4-263-22325-3
2010年6月1日　第1版第1刷発行
2022年1月10日　第1版第5刷発行

監　修　一般社団法人
　　　　日本臨床検査学教育協議会
編　者　岩　谷　良　則
発行者　白　石　泰　夫
発行所　医歯薬出版株式会社
　〒113-8612　東京都文京区本駒込1-7-10
　TEL　(03)5395-7620(編集)・7616(販売)
　FAX　(03)5395-7603(編集)・8563(販売)
　https://www.ishiyaku.co.jp/
　郵便振替番号　00190-5-13816

乱丁，落丁の際はお取り替えいたします　　印刷・教文堂／製本・榎本製本
© Ishiyaku Publishers, Inc., 2010. Printed in Japan

本書の複製権・翻訳権・翻案権・上映権・譲渡権・貸与権・公衆送信権（送信可能化権を含む）・口述権は，医歯薬出版（株）が保有します．
本書を無断で複製する行為（コピー，スキャン，デジタルデータ化など）は，「私的使用のための複製」などの著作権法上の限られた例外を除き禁じられています．また私的使用に該当する場合であっても，請負業者等の第三者に依頼し上記の行為を行うことは違法となります．

JCOPY　<出版者著作権管理機構　委託出版物>
本書をコピーやスキャン等により複製される場合は，そのつど事前に出版者著作権管理機構（電話03-5244-5088，FAX 03-5244-5089，e-mail: info@jcopy.or.jp）の許諾を得てください．